KOPFSACHE GESUND

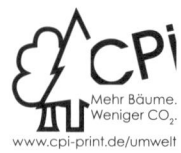

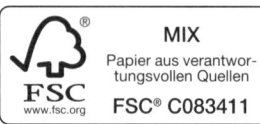

Priv.-Doz. Dr. med. Katharina Schmid:
Kopfsache Gesund

Lektorat: Andreas Görg
Cover und Gestaltung: JaeHee Lee
Satz: Lucas Reisigl

Gesetzt in der Premiera
Gedruckt in Deutschland

8 9 — 21 20 19

ISBN 978-3-99001-283-3

Priv.-Doz. Dr. med.
Katharina Schmid

KOPFSACHE
GESUND

Die Wissenschaft entdeckt
die Heilkraft der Gedanken

edition a

INHALT

EINE HARTE NUSS

Wenn Maximilian Knopfer so weitermacht, schaufelt er sich sein eigenes Grab. Seine Frau Theresa dreht ihm den Fernseher ab, als ich eintrete.

Dafür ernte ich einen missmutigen Blick von ihm. Breitbeinig sitzt er in der Mitte der Couch, dem Zentrum dieses vorwiegend dunkelbraun möblierten Wohnzimmers. Rechts von ihm steht eine Schüssel mit Chips. Links von ihm lag die Fernbedienung, die Theresa ihm soeben wegnahm.

So ungefähr stellte ich ihn mir vor, den ehemaligen Herrn Schuldirektor. Die schütteren Haare des 68-Jährigen sind schon völlig ergraut. Der Bauch auffällig gerundet, sonst eher schmächtig, aber mit ausgeprägter Kinnpartie, die auf dieselbe Sturheit hindeutet, wie ich sie von seiner Tochter Klara kenne. Mit einem freundlichen Lächeln gehe ich auf ihn zu und strecke ihm die Hand entgegen. »Guten Tag, Herr Knopfer!«

»Meine Hände sind schmutzig«, meint er, deutet auf die Chips und hebt mir nicht einmal das Handgelenk zum Gruß entgegen.

Theresa erstarrt und möchte augenscheinlich im Boden versinken. Sie hatte mir ihren Maximilian als klug, witzig und charmant beschrieben.

Aber schwierige Patienten bin ich gewohnt. Meine Hand bleibt ausgestreckt. Mit einem Lachen frage ich ihn geradeheraus: »Wollen Sie mich vor den Kopf stoßen?«

Kurz zeichnet sich Verblüffung in seinem Gesicht ab, dann ein Schmunzeln. Er nimmt meine hingestreckte Hand mit seiner Rechten und schüttelt sie.

Als er mich loslässt, kann ich das Fett und die Krümel an meiner Handfläche spüren. »Ihre Hand war wirklich schmutzig«, stelle ich lächelnd fest. »Danke für die Warnung.« Ich blicke mich suchend um, kann keine Servietten auf dem Couchtisch ausmachen.

Theresa errät meine Gedanken und ist flink mit Reinigungstüchern zur Stelle. Im Gegensatz zu ihm ist sie schlank und sehr agil. Bis vor vier Jahren hat sie an einem Gymnasium Deutsch und Latein unterrichtet. Seit sie in Pension ist, hat sie einige neue Hobbys für sich entdeckt. Erst seit sechs Monaten ist sie meine Patientin, ihre Tochter schon seit vielen Jahren. Daher weiß ich bereits recht viel über Maximilian Knopfer. Trotzdem verlangt es meine Professionalität als Ärztin, dass ich seine Krankengeschichte mit ihm persönlich durchgehe. Also frage ich: »Darf ich?«, nehme mir mit frisch abgewischten Händen den Stuhl neben der Couch und setze mich zu ihm.

»Wollen Sie Chips?« Mit schelmisch unschuldiger Miene streckt er mir die Schüssel hin.

»Chips sind ungesund«, halte ich ihm entgegen und greife zu.

Das verblüfft ihn offensichtlich einmal mehr.

Bei anfänglich verschlossenen Patienten agiere ich meistens so. Wenn sie überhaupt zugänglich sind, dann mit Humor. »Sechs von zehn Punkten«, bewerte ich die Chips. »Die Sünde wirklich wert sind die mit extra Chili. Aber die sollten Sie erst probieren, wenn es Ihren Nieren wieder besser geht.« Womit wir beim Thema wären.

Er verschränkt die Arme und lehnt sich zurück.

Ich bitte ihn und Theresa, mich zu unterbrechen, wenn etwas nicht stimmt, und referiere seine Krankengeschichte. Maximilian Knopfer leidet seit Jahren an einer chronischen Niereninsuffizienz, was ihn zunächst nicht beeinträchtigte. Denn selbst wenn, wie bei ihm, bereits mehr als die Hälfte des Nierengewebes nicht mehr funktionstüchtig ist, entgiften die Nieren das Blut noch ausreichend. Die Ursache für seine Nierenerkrankung ist ein seit vielen Jahren bestehender Bluthochdruck. Da ein zu hoher Blutdruck keine Schmerzen verursacht, bemerkte er ihn lange Zeit nicht. Er ging noch nie gerne zum Arzt. »Zum Schluss finden die noch was«, war sein Argument gegenüber Theresa. Ein über Monate und Jahre erhöhter Blutdruck schädigt allerdings die Blutgefäße. Sie verdicken und verengen sich, um dem zu hohen Blutdruck entgegenzuwirken. Dadurch werden die Organe aber nicht mehr ausreichend durchblutet, was wiederum Anlass zum Anstieg des Blutdrucks gibt. Ein Teufelskreis. Bei Maximilian Knopfer waren vor allem die Blutgefäße der Nieren betroffen. Er hat mit der Einnahme der Blutdrucktabletten zu spät begonnen, die Nierenfunktion war bereits beeinträchtigt. Doch immerhin normalisierte sich der Blutdruck wieder, und über eine längere Zeit verschlechterte sich die Nierenfunktion nicht weiter.

Aber seine Knieschmerzen nahmen zu. Wahrscheinlich wegen der ungesunden Ernährung und dem bedenklichen Mangel an Bewegung.

An dieser Stelle meines kurzen Referats rümpft er die Nase.

»Ja, Sie sind eine extreme Couch-Potato«, sage ich ihm geradeheraus, aber ohne Vorwurf, und fahre mit den Fakten fort. Seit seiner Pensionierung vor sieben Jahren geht er kaum noch aus der Wohnung und lässt seine seit jeher schwache Muskulatur weiter verkümmern. Vor vier Monaten wurden seine Knieschmerzen unerträglich. Die Untersuchung beim Orthopäden ergab eine starke Abnutzung beider Kniegelenke.

Maximilian Knopfer nahm Schmerztabletten, um schmerzfrei schlafen zu können. Da passierte es: Die Schmerztabletten schädigten die ohnehin bereits angeschlagenen Nieren noch weiter. Ein akutes Nierenversagen war die Folge. Er musste sich im Krankenhaus einer Dialyse unterziehen. Eine vorübergehende Blutwäsche rettete ihn vorerst. Die Nieren erholten sich ein wenig. Maximilian Knopfer ist nun in engmaschiger Kontrolle beim Nierenfacharzt. Eine dauerhafte Dialyse steht im Raum. Das bedeutet: dreimal wöchentlich für mehrere Stunden ins Krankenhaus, um sich dort an einen Apparat für Blutwäsche anhängen zu lassen. Das ist selbst für eine Couch-Potato eine massive Einschränkung der Lebensqualität. »Um das abzuwenden, bin ich hier«, schließe ich meine Ausführungen.

Sein Kommentar besteht in einer wegwerfenden Handbewegung.

Prompt mache ich seine Bewegung nach und frage ihn amüsiert: »Was meinen Sie damit?«

Er zuckt die Achseln. »Mein Nierenarzt ist angeblich der allerbeste. Wenn der mir schon nicht helfen kann, was soll ich dann mit Ihnen?«

»Na, etwas zusätzlich ausprobieren«, entgegne ich ihm und zwinkere ihn an. »Aber natürlich können Sie mich auch wegschicken und weiterhin schleichenden Selbstmord begehen«, sage ich leicht und fröhlich. »Es ist Ihr Leben.«

Daraufhin verschränkt er wieder die Arme und schaut an mir vorbei zum Fernseher.

»Was würde Sie wirklich glücklich machen?«, frage ich ihn. »Stellen Sie sich einen möglichst konkreten Moment vor, eine Szene aus Ihrem Leben.«

Er schweigt.

»Wir können auch mit einer anderen Frage beginnen: Wovor haben Sie die meiste Angst?«

»Was soll das werden?«, fragt er mürrisch. »Eine Psychotherapie?«

»Nein. Ich will Ihnen die Art des Denkens vermitteln, die Ihre Gesundheit positiv beeinflusst.«

»Also Esoterik.«

»Nein. Knallharte Wissenschaft. Ich bin nämlich Pathologin. Wir Pathologen sind die mit dem Mikroskop, die sich Ihr kaputtes Nierengewebe anschauen. Wir nehmen es mit der Wissenschaft sehr genau.«

Darauf weiß er keine Antwort. Wieder lehnt er sich zurück, schaut an mir vorbei und schweigt.

»Ein Anfang wäre, sich einzugestehen, dass Sie wirklich Angst vor der dauerhaften Dialyse haben«, sage ich ihm. »Sie haben solche Angst, dass Ihre Frau es tatsächlich geschafft hat, Sie zu diesem Termin mit mir zu überreden. Obwohl Sie sich eigentlich nur in Ihrem Unglück eingraben und gar nicht mit mir reden wollen. Und weil Sie das nicht wollen … «, ich erhebe mich und strecke ihm die Hand hin, » … gehe ich jetzt wieder.«

Theresa wird schlagartig kreidebleich. Regelrecht angefleht hat sie mich um diesen Hausbesuch.

Ich weiß, ich bin ihre letzte Hoffnung. Aber so wird das nichts. Ihr Mann muss meine Hilfe von sich aus wollen. Sonst kann ich nicht mit ihm arbeiten. Da er meine Hand nicht ergreift, ziehe ich sie zurück. »Ich wünsche Ihnen von Herzen alles Gute. Wenn Sie es sich anders überlegen, würde ich mich freuen.« Ich drehe mich um und gehe zur Tür.

Theresa kommt mir nach, begleitet mich durch das Vorzimmer zur Wohnungstür. »Ich geniere mich so sehr«, flüstert sie. »Er ist wirklich kein schlechter Mensch, wissen Sie?« In ihren Augen glitzern Tränen. »Er ist nur so verbittert.«

Ich lege meinen Arm um sie. »Versuchen Sie nicht mehr, ihn zu überreden. Es muss von ihm kommen.«

Sie nickt und wischt sich die Augen. »Mein Maximilian schafft das.«

Ich nehme ihre Hände und halte sie fest. »Ich drücke Ihnen fest die Daumen.«

Wer glaubt, ein Patient wie Maximilian Knopfer sei ein extremer Fall, der irrt. Solche Fälle sind relativ häufig. Patienten wie Maximilian Knopfer ziehen sich im Endstadium ihres Leidensweges so weit wie möglich aus dem sozialen Leben zurück. Damit entziehen sie sich unserer Wahrnehmung. Es sind all jene, die im Grunde davon überzeugt sind, ihre Krankheit sei Schicksal. Die Gene seien eben schlecht. Oder die Krankheit sei eben Pech.

Es beginnt mit einem Schicksalsschlag. Wie bei Maximilian Knopfer. Dass sein erhöhter Blutdruck unbemerkt die Niere zerstört, ist schon schlimm genug. Genau diese Patienten erhalten im Laufe der Zeit oft weitere Schicksalsschläge. Bei Maximilian Knopfer sind es die Knieprobleme, das akute Nierenversagen und obendrauf noch die drohende Dialyse. Das ist wirklich unfair.

Solche Patienten fragen sich: Womit habe ich dieses Pech verdient? Sie lassen sich in ihr Unglück fallen und unternehmen von sich aus keine nennenswerten Anstrengungen, um wieder gesund zu werden. Sie wollen behandelt werden, und fertig. Für ihre Gesundheit sind die Ärzte zuständig. Wenn diese nicht weiterwissen, dann ist das das Ende. Diese Patienten glauben einfach nicht daran, dass sie selbst maßgeblich über die Maßnahmen der Experten hinaus zu ihrer Gesundheit beitragen können. Manche hadern mit den versäumten Chancen. Sie hätten früher etwas für ihre Gesundheit tun sollen. Dass sie in der Gegenwart immer noch viel tun könnten, kommt ihnen nicht in den Sinn. Maximilian Knopfer hätte früher seine Muskulatur stärken sollen. Jetzt ist es für ihn wegen der Knie zu spät. Jede Bewegung schmerzt. Patienten wie er ergeben sich ihrer Krankheit und sind dabei verbittert über ihr Schicksal. Das sind die passiven Opfer.

Bei ihnen wird das Schicksal Krankheit zur selbsterfüllenden Prophezeiung. Ihre Maßnahmen, um wieder gesund zu werden, bleiben bestenfalls halbherzig. Daher wird die Krankheit oft schwerer und schwerer. Die weiteren scheinbaren Schicksalsschläge sind in Wahrheit nichts anderes als die Folge des ersten, mit dem sich die Patienten noch irgendwie arrangieren konnten. Maximilian Knopfer nahm blutdrucksenkende Medikamente. Aber wirklich etwas für seine Gesundheit getan hat er nicht. In der Folge verschlechterte sich die Situation.

Diese Patienten bekommen es schließlich mit der Angst zu tun. Angst vor bleibenden Schäden, dauerhafter Behinderung und Einsamkeit. Sie fühlen sich ohnmächtig und schlittern immer tiefer in eine depressive Verstimmung. Viele haben sogar den Tod vor Augen. Mitunter erscheint er ihnen lohnenswerter als das Leben. In dieser Situation verschließen sie sich immer weiter und machen damit ihr Schicksal übermächtig. Am Ende fühlen sie sich ganz allein. Scheinbar kann sie niemand verstehen, niemand kann ihnen mehr helfen.

Maximilian Knopfer kann von Glück reden, dass er eine geduldige und treue Seele wie Theresa an seiner Seite hat. Allerdings kann er nicht sicher sein, wie lange sie diese extreme Belastung noch aushält. Denn sein passives, schicksalsergebenes Verhalten ist gegenüber Theresa äußerst grausam.

Dass ich bei ihm von schleichendem Selbstmord spreche, meine ich nicht nur im übertragenen Sinne. Maximilian Knopfer steuert immer tiefer in die Katastrophe. Das geschehen zu lassen, ist ein Selbstmord in Etappen. Im Vergleich zur Durchschnittsbevölkerung haben Dialysepatienten eine bis zu zwanzig Jahre kürzere Lebenserwartung. Ein 68-jähriger Dialysepatient hat im schlimmsten Fall nur noch wenige Jahre zu leben. Das weiß auch Maximilian Knopfer. Theresa sagte es ihm schon oft. Sie kommt hin und wieder zu mir, erzählt mir von seinem sich verschlechternden Zustand, von dem, was die Ärzte sagen. Dass Theresa dennoch voller Lebensenergie ist, freut mich jedes Mal. Sie jammert und klagt nicht mehr. Sie geht mehrmals wöchentlich ihrem Fitnessprogramm nach, hat Freude an ihren drei Enkelkindern und an Treffen mit ihren Freundinnen.

Bevor sie zu mir kam, hatte sie es mit positivem Denken probiert. Sie versuchte, sich einzureden, dass mit ihrem Mann alles gut wird. Das machte sie jedoch nur umso verzweifelter. Jede kleine Verschlechterung des Zustandes von Maximilian war eine riesige Enttäuschung. Die enttäuschte Hoffnung auf Besserung war jedes Mal niederschmetternd.

Dass Positives denken nicht funktioniert, wissen wir aus etlichen Untersuchungen. Positives Denken setzt sich über die Realität hinweg und verdrängt, wie wir uns in einer Situation gerade fühlen.

Theresa hatte größte Angst, dass der Zustand von Maximilians Nieren über die Schwelle kippt, wo er unabänderlich zum Dialysepatienten wird. Es hat überhaupt keinen

Sinn, sich einzureden, sie hätte diese Angst nicht. Ganz im Gegenteil.

In einem ersten Schritt brachte ich Theresa bei, diese Angst und die damit verbundene Aufregung zuzulassen, der Angst und der Aufregung Raum zu geben. Das bedeutet ein Eingeständnis und eine Anerkennung dessen, was gerade ist. Sehr starke Emotionen blockieren uns. Theresa erzählte mir anfangs, sie fühle sich ständig wie benommen, manchmal auch wie auf einem schwankenden Schiff, ohne festen Boden unter den Füßen. Starke Emotionen benebeln den Geist. Umso mehr, wenn die Emotionen über Tage, Wochen, Monate oder gar Jahre unterdrückt werden. Dann fließt so viel Energie in die Unterdrückung der Gefühle, dass fast keine Energie mehr für den Alltag, geschweige denn klare Gedanken übrig bleibt. Die Unterdrückung birgt außerdem eine besondere Gefahr. Angst und Aufregung können zuweilen wie Vulkane ausbrechen und alles zerstören.

Auch Theresa hat einen solchen Ausbruch erlebt. Damals hätte sie ihren Maximilian beinahe verlassen. Nur der moralische Anspruch an sich selbst hielt sie davon zurück. Ihn in dieser Situation im Stich zu lassen, hätte sie mit einem schlechten Gewissen erfüllt. Auf Anraten ihrer Tochter kam sie dann zu mir.

In dieser Situation lautet meine Anleitung für Theresa, folgende Gedanken zu verinnerlichen, sie also ganz tief zu spüren: »Meine Angst und meine Aufregung sind eine vollkommen adäquate Reaktion auf eine für mich bedrohliche Situation mit ungewissem Ausgang. Damit bin ich mir gegenüber positiv eingestimmt. Ich gebe mir selbst, was ich mir als Kind von meinen Eltern gewünscht habe: Verständnis und das Gefühl, in Ordnung zu sein.«

Das Ergebnis des ersten gedanklichen Schritts besteht also darin, mit den eigenen Emotionen eine friedliche Koexistenz zu finden, um zur Ruhe zu kommen. Erst auf Basis dieser inneren Ruhe können wir klare Gedanken fassen und einen möglichst gesunden Umgang mit Problemen finden.

In einem nächsten Schritt entwickelt Theresa mit meiner Hilfe eine Vorgangsweise, die für sie passt und sie möglichst wenig belastet. Denn sie weiß: Das ist das Beste, was sie in dieser schwierigen Situation tun kann.

Sie negiert den dramatischen Zustand ihres Mannes nicht. Sie umsorgt ihn, weil er seine Knie schonen soll, und lindert sein Leiden, so gut sie es vermag. Aber sie lässt sich von seiner depressiven Verstimmung nicht anstecken. Sie ist genauso wie ich überzeugt: Das wäre das Ende. Also gönnt sie sich ihr eigenes Leben und unternimmt Dinge, die ihr Spaß machen. Aber sie sitzt auch gerne mit Maximilian vor dem Fernseher. Sie lässt es sich auch nicht nehmen, ihre Tochter und ihre Enkelkinder zu besuchen, obwohl Vater und Tochter im Streit leben. Das müssen die beiden miteinander ausmachen. Diese klare Linie gibt ihr Halt.

Sie hadert auch nicht mehr mit seinem Gesundheitszustand. Es ist so weit gekommen. Punkt. Es ist kontraproduktiv, sich deswegen zu grämen.

Indem sie ihren Lebenswillen seinem lebensfeindlichen Verhalten entgegenstellt, ihm auch selbstbewusst ihre Freude am Leben zeigt, lebt sie ihm vor, wie ein besseres Leben auch für ihn ausschauen könnte.

Noch etwas habe ich ihr beigebracht: Sie hat ein ganz konkretes Zielbild auf dem Weg in eine bessere Zukunft entwickelt. Dieses Zielbild sieht so aus: Maximilian geht mit ihr zur Behandlung in meine Praxis. Trotz seiner Knieschmerzen verlässt er seine Wohnung. Er schafft das aus eigenem Willen. Sie stützt ihn auf dem Weg zu mir. Vor ihrem geistigen Auge sieht sie mich an der Eingangstür meiner Praxis. Dieses Bild in ihren Gedanken, wie ich sie gemeinsam in Empfang nehme, macht sie zutiefst glücklich.

Es ist durch wissenschaftliche Studien belegt, dass solche konkreten emotional positiv besetzten Zielbilder den Heilungsprozess von Krankheiten maßgeblich unterstützen. Sie unterstützen erst recht dabei, selbst nicht krank zu werden. Wohlgemerkt handelt es sich hier nicht um fromme Hoffnungen, die täglich enttäuscht werden, wenn sie sich nicht realisieren. Es handelt sich nicht um ein positives Denken im Sinne von: Alles wird gut. Ob sich das Zielbild tatsächlich realisiert, ist nicht der entscheidende Punkt. Der entscheidende Punkt ist, dass das Zielbild in einer rundherum unglücklichen Situation Glücksgefühle und Kraft spendet. Dadurch wird Theresa handlungsfähiger und kann auf die Verwirklichung des Zielbilds wesentlich besser hinarbeiten.

Drei Monate nach meinem Hausbesuch bei den Knopfers erhalte ich einen Anruf von Theresa. Sie ist ganz aufgeregt. Maximilian meinte, es sei lächerlich, dass sich die eigene

Gesundheit mit Gedanken beeinflussen ließe. Die wissenschaftlichen Studien möchte er sehen, die so etwas angeblich belegen.

In diesem Moment kann auch ich mir einen Jubelschrei nicht verkneifen. Nach meiner Arbeit im Pathologielabor setze ich mich sofort an den Computer und suche Studien aus den verschiedenen wissenschaftlichen Fachrichtungen zusammen. Maximilian Knopfer war Schuldirektor, ist also intellektuell durchaus in der Lage, aus den in der Regel englischsprachigen Studien weiterführende Schlüsse zu ziehen, die auf ihn selbst zutreffen. Dennoch schreibe ich hie und da auch erläuternde Kommentare dazu.

Irgendwann spät in der Nacht wird mir, noch immer vor dem Computer sitzend, etwas bewusst. Es gibt kein Buch zu diesem Thema. Diese Erkenntnis trifft mich wie ein Blitz. Noch hat sich niemand die Mühe gemacht, dieses für Heilungsprozesse und für das Gesundbleiben so wichtige Wissen zusammenzufassen und in einer zugänglichen Weise zu verbreiten.

Die Studien sind quer durch verschiedenste, teilweise sehr junge medizinische Forschungsrichtungen verstreut. Da wimmelt es nur so von Nobelpreisen. Trotzdem dringt nicht zur breiten Bevölkerung durch, was diese Forschungsergebnisse für ungeheure Auswirkungen haben. Sie betreffen unser ganzes Denken über Medizin und Heilung. Die genialen Spezialisten bemühen sich offensichtlich kaum darum, ihr Wissen auch für medizinische Laien verständlich zu machen.

Diese Nacht arbeite ich durch. Ich durchforste das Internet nach allen möglichen Buchtiteln, die sich mit Heilkraft der Gedanken beschäftigen. Unter den deutschsprachigen Publikationen finde ich gar nichts von dem, was mir vorschwebt. In der englischsprachigen Literatur finde ich eine kleine Handvoll Bücher mit zaghaften Ansätzen, wissenschaftliche Erkenntnisse zur Begründung der heilenden Kraft der eigenen Gedanken heranzuziehen.

Zumeist beschreiben die Autoren nur persönliche Erfahrungen, die nicht allgemein anwendbar sind. Oder sie versuchen, traditionelles Wissen in eine moderne Form zu bringen, leider ohne wissenschaftliche Belege.

Dabei gibt es bereits Studien, die darauf schließen lassen, warum manche Methoden des heilenden Denkens wirklich funktionieren und andere wiederum nicht. Erst aus diesem Wissen lässt sich ableiten, was in welcher Situation funktionieren kann. Das ist viel mehr als bloße Autosuggestion und geht über positives Denken weit hinaus.

In den frühen Morgenstunden schicke ich eine E-Mail mit mehreren Studien und einigen Ausführungen dazu an die Knopfers. Ich bin elektrisiert.

Unter der Woche sitze ich die meiste Zeit am Mikroskop und begutachte Gewebeproben. In dem von mir 2009 gegründeten Labor in Straubing in Bayern bin ich Arbeitgeberin für mehrere Mitarbeiter. Am Wochenende habe ich meistens noch ein paar ärztliche Beratungsgespräche in Straubing oder in meiner Heimatstadt Wien, wo ich oft meine

Wochenenden verbringe. Früher hatte ich in Wien auch eine Praxis als Ärztin für Allgemeinmedizin. Dort begann ich auch mit Behandlungen nach den Methoden der Traditionellen Chinesischen Medizin (TCM). Insbesondere die chinesische Kräuterheilkunde praktiziere ich auch heute noch bei Bedarf. Über einen Mangel an erfüllender Tätigkeit kann ich daher wirklich nicht klagen.

Ich verspürte auch nie den Wunsch, Autorin zu werden. Ja, zugegeben, hie und da arbeite ich bei wissenschaftlichen Studien mit, die hoffentlich für ein paar Spezialisten interessant sind. Aber ein Buch zu schreiben, noch dazu für ein breiteres Publikum, das lag mir wirklich fern.

Der Effekt, den meine E-Mail auf Theresa und Maximilian Knopfer hat, spornt mich allerdings an. Schon am Mittag desselben Tages ruft mich Theresa an. Ihr Mann möchte kurz mit mir sprechen. Wann ich denn Zeit für ein paar Worte hätte.

Die Zeit nehme ich mir gleich.

Maximilian Knopfer bittet mich um Verzeihung für sein abweisendes Verhalten letzthin und fragt mich, ob ich ihn immer noch als Patient akzeptieren würde.

Der Rest ist Geschichte. Das Zielbild von Theresa geht in Erfüllung. Auf sie gestützt kommt er zu mir in Behandlung. Seine Einstellung zu sich selbst und seiner Krankheitsgeschichte hatte sich davor schon verändert. Der entscheidende Impuls war die E-Mail mit den Studien. Die Möglichkeiten, die ihm noch bleiben, um trotz allem ein lebenswertes Leben zu führen, erarbeiten wir auf dieser Basis gemeinsam.

Maximilian Knopfer versöhnt sich daraufhin mit seiner Tochter, sieht seine Enkelkinder wieder und hat mit ihnen das Singen für sich wiederentdeckt. Er ist kein Dialysepatient und unternimmt alles, damit das auch so bleibt. Nur seine Knieprobleme sind ihm geblieben. Eine Operation erachten die Ärzte wegen seiner Nieren als zu riskant. Das hält Maximilian Knopfer jedoch nicht davon ab, mit Krücken und Kniestützen mit Theresa ins Theater und ins Kino zu gehen und sogar mehrmals wöchentlich kleine Spaziergänge zu unternehmen.

Seither erkläre ich meinen Patienten immer wieder auch gerne die wissenschaftlichen Hintergründe, wenn ich sie motivieren möchte, ihre Einstellungen zu sich selbst und zu ihrer Krankheit zu verändern. Daher ließ mich die Idee für dieses Buch nicht mehr los. Allerdings fand ich keine Zeit, es zu schreiben. Schließlich wollte ich in meiner spärlichen Freizeit auch meine familiären Beziehungen pflegen und meine Sozialkontakte leben. Es wäre auch tatsächlich nie zu diesem Buch gekommen, hätte ich einfach meinen Mund gehalten. Aber alle Menschen, denen ich von der Idee erzählte, fanden sie großartig. Auch der Verleger, der mir – es kam, wie es kommen musste – bald vorgestellt wurde, wollte die Idee auf Anhieb verwirklicht sehen. Das traf mich unerwartet. Selbst J. K. Rowling musste mit Harry Potter bei unzähligen Verlagen hausieren gehen.

Kurzum, ich hatte bald keine Ausrede mehr. Ich musste dieses Buch schreiben. Das bedeutete für mich zunächst

Rückzug. Die meisten Menschen in meinem Umfeld bekamen mich monatelang überhaupt nicht mehr zu Gesicht. An den Wochenenden konnte ich auch kaum noch Patienten betreuen. So viel war mir im Vorhinein klar.

Allerdings hatte ich keine Ahnung, was mit diesem Buchprojekt sonst noch auf mich zukommen würde. Die Heilkraft der Gedanken war seit jeher so etwas wie mein Steckenpferd. Immer wieder habe ich bemerkenswerte Studien zu diesem Thema gefunden und gesammelt.

Aber für das Buch musste ich weiter in die Tiefe gehen. Ich musste zurück zu den Ursprüngen verschiedener Forschungsrichtungen gehen, um mit möglichst einfachen Worten die vielen Fortschritte erklären zu können.

Dabei, ich gebe es zu, war ich mitunter selbst überrascht. Einige wissenschaftliche Ergebnisse erscheinen auch mir wirklich ungeheuerlich. Vieles betrifft die Grundlagen der Medizin. Vieles, was ich vor rund 25 Jahren noch im Studium lernte, ist inzwischen überholt, wird aber vielfach in der medizinischen Praxis noch gar nicht infrage gestellt.

Anscheinend verbreitet sich dieses neue gesicherte Wissen selbst in Fachkreisen nur sehr langsam. Vielleicht weil es zu sehr an den Grundfesten der Medizin rüttelt und ein grundsätzliches Umdenken erfordert.

Aber jetzt erst einmal ganz langsam. Damit wirklich verständlich wird, wie sehr die neuen Erkenntnisse unser Denken über Medizin und Heilung verändern sollten, beginnen wir bei unserer Denktradition.

DAS PROBLEM MIT
UNSERER DENKTRADITION

In der europäischen Denktradition steckt ein Grundproblem, das uns alle betrifft und auch die naturwissenschaftlich geprägte Medizin bis heute schwer belastet. Die meisten Menschen glauben an die Trennung von Körper und Psyche.

Unter der Psyche verstehen wir üblicherweise das menschliche Denken und Fühlen. Die Psyche eines Menschen macht seine geistigen Eigenschaften und seine Persönlichkeitsmerkmale aus. Dass wir in Europa die Psyche als vom Körper getrennt betrachten, hat seine Wurzeln in der kirchlichen Trennung von sündigem Körper und unsterblicher Seele. Diese Trennung zieht sich durch die europäische Philosophie und die Naturwissenschaften.

Der französische Philosoph René Descartes (1596–1650) prägte ein Bild des menschlichen Körpers, das in der Medizin bis heute vorherrscht. Der menschliche Körper sei wie ein funktionierendes Uhrwerk. Zusammengesetzt aus Knochen, Nerven, Muskeln, Adern, Blut und Haut. Den kranken Menschen verglich Descartes hingegen mit einer Uhr, deren Uhrwerk nicht mehr richtig läuft. Nach seiner Auffassung existierten Körper und Geist unabhängig voneinander. Er begründete den sogenannten Körper-Geist-Dualismus. So wie die Kirche strikt den sterblichen Körper von der unsterblichen Seele trennte.

Zeitgleich wirkte der italienische Universalgelehrte Galileo Galilei (1564–1642). Von ihm stammt die Aussage: »Messen, was messbar ist. Messbar machen, was nicht messbar ist.« Dementsprechend hat sich die Wissenschaft seither auf jene Dinge konzentriert, die sie messbar machen konnte. Das Messen von Gedanken hingegen stellt uns nach wie vor vor große Herausforderungen.

Der englische Naturforscher Isaac Newton (1643–1727) begründete die klassische Physik. Er brachte 1687 ein Werk über die mathematischen Grundlagen der Naturphilosophie heraus. Darin formulierte er die Gravitationsgesetze und die Bewegungslehre.

Auf den Naturwissenschaften, insbesondere auf der klassischen Physik, beruht unsere heutige Medizin. Sie steht ganz in der Denktradition des Körper-Geist-Dualismus. Das hat dazu geführt, dass die Schulmedizin sich auf den Körper spezialisiert hat. Die Psyche überlassen die Ärzte größtenteils den Psychiatern und Psychotherapeuten, die sich wiederum kaum mit körperlichen Erkrankungen befassen.

Das ist ein großes Problem. Denn diese Trennung verhindert eine ganzheitliche Medizin. Sie führt zu einseitigen Behandlungen oder sogar Behandlungsfehlern. Die neuere medizinische Forschung zeigt, dass die Trennung von Psyche und Körper nicht länger haltbar ist. Besonders deutlich machen das die Neurowissenschaften, die jungen Forschungsgebiete der Psychoneuroimmunologie und der Epigenetik sowie die Quantenphysik.

Dennoch lassen sich auch heute noch die meisten Patienten nur auf einer körperlichen oder nur auf einer psychischen Ebene behandeln. Die meisten Menschen in unseren Breiten haben keine Ahnung, dass körperliche Leiden psychische Ursachen haben können und umgekehrt. So weiß die Wissenschaft heute zum Beispiel, dass ein Mangel an weißen Blutkörperchen zu Depressionen führen kann und dass psychischer Stress die Entzündungsneigung im Körper erhöht. Aber den meisten Menschen fehlt das Bewusstsein, dass solche Verbindungen überhaupt existieren. Auch in der Medizin sind diese Erkenntnisse neu. Vieles ist noch nicht erforscht.

Das ist mit ein Grund dafür, warum wir bis heute nur ungenau bestimmen können, welche Menschen zum Beispiel an Herz-Kreislauf-Erkrankungen oder an Krebsleiden erkranken und welche nicht. Zwar sind uns wichtige Risikofaktoren für Herz-Kreislauf-Erkrankungen und einige Krebsleiden bekannt. Bei etlichen Erkrankungen kennen wir inzwischen auch genetische Ursachen. Je mehr Risikofaktoren vorliegen – oder gar eine genetische Disposition –, desto höher ist die Wahrscheinlichkeit, zu erkranken. Wer jedoch tatsächlich erkrankt und wer gesund bleibt, lässt sich nach heutigem Kenntnisstand nicht sicher sagen. Die genauen Auslöser der in unserer Zeit am meisten verbreiteten Erkrankungen sind uns noch nicht bekannt.

Diese Situation erinnert an Schwierigkeiten beim Bierbrauen in alten Zeiten. Jahrtausendelang brauten unsere Vorfahren Bier, ohne um die Existenz des Hefepilzes zu wissen. Sie hatten daher keine Ahnung, warum das Brauen von Bier meistens gelang, manchmal jedoch nicht.

1516 wurde für das Herzogtum Bayern eine neue Landesordnung erlassen, die diesem Umstand Rechnung trug. Der Herzog verfügte für das Brauen von Bier das Bayerische Reinheitsgebot: »Ganz besonders wollen wir, dass forthin allenthalben in unseren Städten, Märkten und auf dem Lande zu keinem Bier mehr Stücke als allein Gerste, Hopfen und Wasser verwendet und gebraucht werden sollen.« Das heißt, zum Brauen von Bier sollten lediglich Gerste zur Malzherstellung, Hopfen und Wasser verwendet werden. Malz verlieh dem Bier einen süßlich-nährenden Geschmack, während der bittere Hopfen beigesetzt wurde und das Bier länger haltbar machte. Wenn diese Zutaten dann gemeinsam in einen großen Trog zur Gärung kamen, erhielten die alten Bierbrauer in der Regel ein vorzügliches Bier. Mitunter aber waren »Hopfen und Malz verloren«. Es setzte kein Gärprozess ein. Da der Hefepilz damals noch nicht bekannt war, wurde er nicht beigegeben. Es blieb dem Zufall überlassen, ob sich in Raumluft oder Biertrog ausreichend Hefesporen befanden. Waren reichlich Hefesporen vorhanden, gelang der Brauprozess. Hatte der Brauer den Trog gerade sorgfältig gereinigt und den Keller gut gelüftet, waren keine Hefesporen vorhanden. Es konnte kein Gärprozess einsetzen, Hopfen und Malz wurden sauer.

Erst Louis Pasteur (1822–1895) sprach die berühmten Worte: »Keine Gärung ohne Organismen« und »Jede Gärung durch eine spezifische Art von Organismus«. Ab 1857 waren sich schließlich alle Wissenschaftler einig, dass die Hefe als lebender Pilzorganismus die Gärung auslöst. Heute ist das für uns selbstverständlich.

Im Grunde verhält es sich mit dem bisherigen medizinischen Denken ähnlich wie beim Bierbrauen im Mittelalter. Alle wichtigen Zutaten, die die Bierbrauer sehen konnten, fügten sie den Bierrezepturen bei. Das Unsichtbare, die Hefe, kannten sie nicht. Sie konnten sie daher nicht beifügen und dachten, es sei Schicksal, ob das Bierbrauen gelänge oder nicht.

Ähnlich ist es bei körperlichen Krankheiten. Auf körperlicher Ebene werden von uns Maßnahmen ergriffen, die unserem Körper bei der Heilung helfen. Auf psychosozialer Ebene bleibt es hingegen oft dem Zufall überlassen, ob »Hopfen und Malz verloren« sind oder nicht. Die Einbeziehung der Heilkraft der Gedanken in medizinische Überlegungen ist noch ungewöhnlich. Selbstverständlich ist immer noch die Trennung von Körper und Psyche. Denn auf dieser Basis entwickelten sich die wesentlichen Fundamente unserer modernen Medizin.

Die Entdeckung der Zellen: Unser heutiges Verständnis von Krankheiten basiert auf den revolutionären Erkenntnissen des weltberühmten deutschen Arztes und Pathologen Rudolf Virchow (1821–1902). Seit der Antike glaubten Ärzte, der menschliche Organismus entwickle sich aus einer Ursubstanz, einem unförmigen Urschleim. Die Ärzte dachten, Krankheiten würden durch ein Ungleichgewicht der Körpersäfte entstehen, aus einem Missverhältnis von schwarzer und gelber Galle, von Blut und Schleim. Virchow fand jedoch mit dem Mikroskop heraus, dass Menschen, Tiere und Pflanzen aus vielen kleinen Zellen aufgebaut sind. Jede Körperzelle entsteht durch Zellteilung aus einer anderen Zelle. Lateinisch: »Omnis cellula e cellula.« Virchow konnte nachweisen, dass Krankheiten auf Störungen von Körperzellen basieren. Die bis dahin gültige Vier-Säfte-Lehre war somit hinfällig. Mit dieser Entdeckung blieb im medizinischen Denken ab Mitte des 19. Jahrhunderts kein Stein mehr auf dem anderen.

Karl Freiherr von Rokitansky (1804–1878) lehrte zeitgleich mit Virchow. Er war der erste Professor für Pathologie an der Medizinischen Universität Wien. Beide Pathologen schätzten einander sehr. Rokitansky löste eine weitere medizinische Revolution aus. Gemeinsam mit seinen Kollegen Josef von Škoda, Professor für Innere Medizin, und Ferdinand von Hebra, dem weltweit ersten Professor für Hauterkrankungen, rückte er den naturwissenschaftlichen Aspekt in der Medizin in den Vordergrund. Die drei Wiener Mediziner beschrieben konkrete Krankheitsprozesse, anstatt darüber zu philosophieren. Wie Virchow erlangten sie Weltruhm. Sie waren die Ersten, die die Vorteile einer Spezialisierung der Medizin erkannten. Mit ihnen begann sich die Medizin in verschiedene Fachrichtungen zu entwickeln.

Hygiene: Robert Koch (1843–1910) gelang es als erstem Arzt, die Existenz krankmachender Keime nachzuweisen. Der Durchbruch gelang ihm mit der Entdeckung des Tuberkuloseerregers. Für diese Entdeckung erhielt er 1905 den Nobelpreis. Die Bedeutung dieser Entdeckung war deswegen so groß, weil im 19. Jahrhundert europaweit bis zu vierzig Prozent aller Menschen an Tuberkulose starben.

Der französische Chemiker Louis Pasteur trug maßgeblich zu einer verbesserten Hygiene bei. Er entdeckte, dass die meisten Krankheitserreger durch Erhitzen unschädlich gemacht werden können. Diesen Prozess der Erhitzung nennen wir bis heute Pasteurisieren.

Die Entdeckung des Penizillins: Den Wissenschaftlern Ernst B. Chain (1906–1979), Howard Florey (1898–1986) und Norman Heatley (1911–2004) gelang es 1938, den Wirkstoff Penizillin aus Pilzen zu isolieren. Sie testeten ihn erstmals an Tieren. Die Wirkung war umwerfend. Verwundete US-Soldaten waren die Ersten, bei denen das neue Wundermittel zur Heilung von Wundinfektionen zum Einsatz kam. Einige Jahre später stand Penizillin auch der europäischen Zivilbevölkerung zur Verfügung. Seither rettete dieser Wirkstoff Millionen von Menschen das Leben.

1945 erhielten Alexander Fleming (1881–1955), Ernst B. Chain und Howard Florey für ihre bahnbrechende Entdeckung den Nobelpreis. Heatley wurde bei dieser Auszeichnung ungerechterweise übergangen.

Vor allem den Entdeckungen von Robert Koch und Louis Pasteur verdanken wir eine Verdoppelung der Lebenserwartung. Betrug sie bedingt durch zahlreiche Infektionserkrankungen und eine hohe Kindersterblichkeit im 19. Jahrhundert durchschnittlich nicht einmal 40 Jahre, so stieg sie am Anfang des 20. Jahrhunderts bereits auf 60 Jahre an. Heute liegt sie in westlichen Industrienationen durch den medizinischen Fortschritt bei über 80 Jahren.

Durch diese Entwicklungen kam es im Laufe der letzten hundert Jahre zu einer grundlegenden Verschiebung der Todesursachen. Im 19. Jahrhundert starben rund neunzig Prozent aller Menschen an Infektionserkrankungen. Durch verbesserte Hygiene, Entwicklung von Impfungen, die Entdeckung des Penizillins sowie Entwicklung weiterer Antibiotika traten Infektionen als Todesursache in den Hintergrund.

Stattdessen rückten im 20. Jahrhundert Herz-Kreislauf-Erkrankungen und bösartige Krebsleiden an die erste Stelle. Gemeinsam machen sie seither über sechzig Prozent aller Todesfälle aus.

In der Medizin hat sich seither vieles weiterentwickelt. Wir verfügen über eine Vielzahl an diagnostischen Methoden, an Medikamenten und Operationstechniken, die vor wenigen Jahrzehnten noch undenkbar gewesen wären. Sie alle zeichnen unser Gesundheitssystem aus und helfen, Erkrankungen vor allem auf körperlicher Ebene wirkungsvoll zu behandeln.

Viele chronische Krankheiten lassen sich jedoch noch nicht ursächlich heilen. Die Medizin kennt in diesen Fällen symptomorientierte, das Leiden lindernde und das Leben verlängernde Behandlungen, die jedoch nicht zu echter Heilung führen. Im Falle dieser Erkrankungen werden bei der Diagnose psychische Faktoren weitgehend ausgeblendet. Dadurch kann auch die beste körperliche Diagnose fehleranfällig werden.

Oft gehen mentale oder emotionale Belastungen körperlichen Leiden jahrelang voraus. Meist wird im medizinischen Alltag, sei es in Arztpraxen, medizinischen Versorgungszentren, Ambulatorien oder Krankenhäusern, auf die Psyche und das soziale Umfeld der Patienten jedoch nicht näher eingegangen. Es fehlen die Zeit und mitunter auch das Bewusstsein der Wichtigkeit dieser Einflussfaktoren. Oft bleibt es aus Unwissen dem Zufall überlassen, ob unsere mentale und emotionale Verfassung gesundheitsfördernd ist oder nicht.

Immerhin beginnt sich in der Medizin ein Wandel abzuzeichnen. Brachte ein Arzt in den 1960er- oder 1970er-Jahren den Herzinfarkt seines Patienten mit dessen stressiger Lebensweise in Zusammenhang oder ein Krebsleiden mit unterdrückten Emotionen, wurde er von seinen Kollegen belächelt oder sogar diskreditiert. Doch inzwischen sind sich immer mehr Ärzte einig, dass der Körper nicht losgelöst von seinem Umfeld betrachtet werden kann.

Zunehmend werden auch die Lebenseinstellung und die Psyche mit körperlichen Erkrankungen in Zusammenhang gebracht. Auslöser dafür sind nicht zuletzt auch neue wissenschaftliche Erkenntnisse. Der Trend, dass Körper und Psyche durch eine moderne Medizin wieder zusammengeführt werden, geht Hand in Hand mit dem Wissen der jahrtausendealten, vor allem fernöstlichen Medizinsysteme. Diese waren vom Körper-Geist-Dualismus nie betroffen und kombinierten seit jeher Maßnahmen zur psychischen und körperlichen Heilung.

Das vorliegende Buch verfolgt das Ziel, die verfügbaren Erkenntnisse an der Schnittstelle von Gedanken und Gesundheit zu sammeln und in eine Form zu bringen, die zum Nachdenken und Nachmachen anregt. Ich bin der festen Überzeugung, dass wir nach 150 Jahren Konzentration auf den Körper und seine Zellen einen neuen Schritt im medizinischen Bewusstsein vollziehen sollten. Wir haben bereits mehr entdeckt, als wir unter dem Mikroskop sehen und durch verschiedene Methoden messen können. Wir sollten unseren Blick im medizinischen Alltag nicht länger durch unseren körperbasierten Fokus der letzten Jahrhunderte einengen lassen. Wir können unsere Geisteskraft nach modernen wissenschaftlichen Erkenntnissen gezielt für unsere Gesundheit einsetzen, ohne die großartigen Errungenschaften der modernen Medizin in Abrede zu stellen und auf sie zu verzichten. Sie werden staunen, was Sie mit Köpfchen für Gesundheit und Heilung tun können.

ANGEWANDTE HIRNFORSCHUNG

Aus diesen Kinderaugen starrt mir panisches Entsetzen entgegen und ich weiß nicht, warum. Drei Buben im Vorschulalter stehen spät am Abend in der Eingangstür zu einer noblen Wiener Bürgerwohnung. Sie sehen allesamt etwas verwahrlost aus in ihren verdreckten T-Shirts. Der Kleinste, kaum drei Jahre alt, hält ein undefinierbares Stofftier an die Brust gedrückt und hat etwas an der Wange, was im schummrigen Ganglicht wie getrocknete Marmelade aussieht. Warum in aller Welt schlafen diese Kinder noch nicht?

Die beiden Älteren, offenbar zweieiige Zwillinge, richten in verzweifelter Wut Spielzeugpistolen auf mich. Also bleibe ich mitten im Gang stehen und nehme die Hände hoch. »Ich ergebe mich«, sage ich freundlich.

Aber der angstvoll grimmige Gesichtsausdruck weicht nicht von den Gesichtern. Der Kleine fängt zu schluchzen an.

Ich habe nicht die leiseste Ahnung, womit ich einen so herzzerreißenden Empfang verdient habe. Ich weiß nur, dass ich Frank in meinem Leben nie etwas werde abschlagen können. Wenn er ruft, bin ich zur Stelle. Auch wenn es nach dem Theaterabend schon spät ist. In der Wohnung liegt seine neue Nachbarin, eine gewisse Marijana, offenbar die Mutter dieser Kinder. Ausgerechnet beim Umzug hierher ließ ihr Mann sie sitzen. Kurz darauf erlitt sie einen Bandscheibenvorfall. Gestern wurde sie nach drei Tagen vorzeitig aus dem Krankenhaus entlassen. Sie wollte zurück zu den Kindern. Es stand zwar eine Operation im Raum, aber sie wollte es ohne probieren. Sie hatte Infusionen gegen die Schmerzen erhalten und sich schon deutlich besser gefühlt. Aber kaum zu Hause, ging es ihr wieder schlechter. Auf seinem Balkon hörte Frank ihr Jammern und eilte ihr zu Hilfe. Doch Frank ist Architekt, nicht Arzt. Da erscheint er auch schon hinter den Buben. »Gott sei Dank, dass du da bist.« Er winkt mich herein.

»Was ist hier los?«, frage ich ihn mit Blick auf die Kinder.

»Ein Albtraum ist hier los. Marijana braucht Ruhe, aber diese kleinen Monster würden am liebsten über sie herfallen. Wenn das so weitergeht, muss Marijana wieder ins Krankenhaus.«

Ich schaue ihn entgeistert an. Wie kann er vor den Kindern so etwas sagen? Jetzt wird mir ihr Verhalten klar. Offenbar haben sie Angst, dass ich, die Frau Doktor, ihre Mutter wieder ins Krankenhaus entführe. »Jungs«, sage ich daher mit fester Stimme und noch immer erhobenen Armen. »Ich hatte selbst einmal einen Bandscheibenvorfall und bin heute wieder ganz gesund. Ohne Krankenhaus. Ich weiß, wie das geht.«

Die Mimik der Kinder ändert sich schlagartig. Die Pistolen sinken. Meine Arme ebenfalls.

»Und ihr geht jetzt endlich ins Bett«, schimpft Frank sichtlich genervt.

»Nein«, widerspreche ich sofort. »Kinder, ich brauche eure Hilfe. Los, bringt mich zu eurer Mutter.«

Frank bekommt einen strengen Blick von mir und trotzdem ein Küsschen zur Begrüßung. »Pass besser auf, was du sagst«, raune ich ihm ins Ohr.

In der Wohnung herrscht ein bemerkenswertes Chaos. Überall aufgerissene Umzugskartons. Abgesehen von dem Chaos ist die Wohnung wunderschön. Große, hohe Räume mit Stuckdecken. Noch unmöbliert. Die Wände offensichtlich frisch gestrichen. Mir wird bewusst, dass mein Antrittsbesuch nebenan bei Frank noch aussteht. Er ist auch erst vor zwei Monaten in dieses Haus gezogen.

»Die Frau Doktor kann dir helfen«, höre ich aus dem Raum am Ende des Ganges eine Kinderstimme, die begeistert und flehentlich zugleich klingt. »Du musst nicht ins Krankenhaus zurück.«

Marijana liegt auf einer Couch mitten in einem Wohnzimmer, das als kleiner Ballsaal durchgehen würde. Umzugskisten füllen auch diesen Raum. »Danke vielmals, dass Sie gekommen sind«, empfängt mich Marijana mit gepresster Stimme. Dabei schaut sie gerade zur Decke.

»Welche Bandscheibe?«, frage ich.

»Im unteren Rücken«, stöhnt sie. »Zwischen Lendenwirbel und Kreuzbein.«

»Oh weh!« Ich muss an meinen eigenen Bandscheibenvorfall denken.

Vorsichtig hebt Marijana den Unterarm zur Begrüßung. Ich stelle mich neben die Couch und nehme ihre schweißnasse Hand.

»Im Krankenhaus war es schon viel besser«, jammert Marijana. »Aber die Kinder waren so glücklich, dass ich wieder da bin. Sie wollten unbedingt zu mir auf die Couch. Das allein hat schon gereicht.« Die Verzweiflung steht ihr ins Gesicht geschrieben. »So etwas Blödes! Jetzt werde ich länger im Krankenstand bleiben müssen und auch noch meinen Job verlieren. Dabei brauche ich gerade jeden Cent. Aus dieser teuren Wohnung müssen wir so schnell wie möglich wieder ausziehen. Aber wohin, ohne Geld?«

»Darf ich dazu etwas sagen?«, unterbreche ich sie, bevor sie womöglich vor den Kindern erklärt, dass sie bald auf der Straße sitzen werden. »Ich weiß aus eigener Erfahrung genau, wie Sie sich fühlen. Aber glauben Sie mir. In ein paar Monaten sind Sie aus dem Gröbsten raus.«

»Ja, wenn ich mich operieren lasse.«

Ich schüttle den Kopf. »Ich war ohne Operation nach einem Jahr fast beschwerdefrei.«

Sie schaut mich ungläubig an.

Frank kommt mit einem Stapel Decken zur Tür herein. Wir betten Marijana so, dass ihr Rücken entlastet ist.

»Puh!«, seufzt sie. »Das fühlt sich gleich viel besser an.«

Die Kinder strahlen.

Wieder einmal ein Moment, in dem es schön ist, Ärztin zu sein. Jetzt muss ich die drei Racker noch schlafen legen. Dazu errichten wir rund um die Couch ein Matratzenlager.

Hier bei ihrer Mutter werden sie sicher sofort schlafen. Dann bringe ich Marijana noch ein paar grundsätzliche Dinge bei und gebe ihr die Nummer von meinem Physiotherapeuten.

Eine Stunde später lassen Frank und ich den langen Abend bei einer Tasse Tee in seiner Wohnung ausklingen. »Bewundernswert«, meint er, »wie schnell du Kinder beruhigen kannst. Dann die Idee mit dem Matratzenlager rund um die Couch. Kaum sind die Matratzen dort gelegen, sind die Kinder einfach umgefallen wie hypnotisiert. Und Marijana am Ende, das war ein echtes Lächeln. Obwohl sie immer noch keine Idee hat, wie sie aus dieser aussichtslosen Lage herauskommen soll. Wie machst du das?«

Ich zucke die Achseln.

»Bitte«, insistiert er. »Bevor du da warst, hatte ich nicht die Spur von Erfolg. Stundenlang habe ich alles Mögliche probiert, um die Kinder zum Schlafen zu bringen. Verrate mir dein Geheimnis.«

»Kein Geheimnis. Nur angewandte Hirnforschung.«

»Aha. Und was darf ich darunter verstehen?«

Weil er trotz der späten Stunde so beharrlich fragt, nehme ich mir noch die Zeit, ihm die grundlegenden Funktionen unseres Gehirns zu erklären. »Wer das menschliche Gehirn versteht, kann auch in schwierigen Situationen einen klaren Kopf bewahren und für die eigene Gesundheit die richtigen Schritte setzen«, schließe ich meinen kleinen Vortrag. »Deswegen konnte Marijana am Ende wieder lächeln. Du wirst sehen. Sie wird bald eine clevere Lösung für ihre Probleme finden.«

So kam es dann auch. Frank erzählte mir später, dass Marijana, anstatt einfach nur so schnell wie möglich wieder auszuziehen, auf die Idee kam, selbst einen Nachmieter für diese Traumwohnung zu suchen und Maklerprovision zu kassieren. Die Suche war für sie kein großer Aufwand. Freunde halfen ihr. Mit der Maklerprovision konnte sie ihren eigenen Umzug in eine kleinere, kostengünstigere Wohnung in der Nähe ihrer Eltern finanzieren. Ihr Bandscheibenproblem bekam sie auch in den Griff. Das alles wunderte mich gar nicht. Um eine junge Mutter mit dem Rücken zur Wand muss sich niemand Sorgen machen. Vorausgesetzt, sie kommt aus dem Jammertal heraus und kann klar denken.

NEUROWISSENSCHAFTEN: WIE WIR UNSERE GEHIRNREGIONEN AM BESTEN NUTZEN

Die Heilkraft der Gedanken. Das klingt vielversprechend. Aber diese Heilkraft bleibt müßige Theorie, wenn wir nicht lernen, unser Denken gezielt zu nutzen. Wir denken unweigerlich mehr oder weniger die ganze wache Zeit unseres Lebens. Dabei haben wir Gedanken und Gefühle, die unserer Gesundheit zuträglich sind. Wir haben aber auch viele, die uns laut wissenschaftlichen Erkenntnissen definitiv schaden. Zum Beispiel Ängste und Sorgen, die wir verdrängen, womit wir uns erst recht negativ beeinflussen. Stress löst oft hektisches Gedankenkreisen aus. Im Stress ist es schwieriger, klare Gedanken zu fassen und an das Naheliegende zu denken. Dazu kommt das leidige Thema Entscheidungen. Wir spüren: Es ist unnötig belastend, immer wieder über das Gleiche nachzudenken und Entscheidungen stets aufs Neue aufzuschieben. Trotzdem kommen wir nicht weiter.

Wunderbar sind hingegen die Momente, in denen geniale Gedanken uns ganz von selbst in den Schoß fallen.

Schnell aufschreiben, um sie nicht wieder zu vergessen. Wäre es nicht fantastisch, mehr davon zu haben?

Wäre es nicht wunderbar, mehr zu lachen? Wie befreiend es sich anfühlt, herzhaft zu lachen! Dann stoppt das Denken. Losgelöst von allen Gedanken entspannt lachen.

Die meisten Menschen lernen im Laufe ihres Lebens nur in kleinen Ansätzen, sich zu entspannen, sich selbst zum Lachen zu bringen oder mehr kreative Gedanken hervorzubringen. Wie wäre es, zu lernen, das Denken wie ein Instrument zu beherrschen? Dadurch mehr Ordnung ins Gefühlsleben zu bringen? Dazu ist es wichtig, zu verstehen, wie unser Denken überhaupt funktioniert. Auf dieser Basis können wir das Denken schulen und lernen, es selbstbestimmt einzusetzen. Sonst denken wir immer nur, was uns gerade scheinbar zufällig durch den Kopf geht. Solchermaßen sind wir dem Fluss unserer Gedanken ausgeliefert. Unsere Gefühle werfen uns dabei zuweilen hin und her, als wären wir ein kleines Boot auf stürmischer See. Nicht selten kentern und scheitern wir, weil wir uns selbst nicht verstehen. Wie sehr wir uns damit schaden, erleben wir tagtäglich, sobald uns bewusst ist, was da eigentlich in unserem Kopf passiert. Zum Glück sind wir in dieser Kopfsache nicht hilflos. Es liegt an uns selbst.

Oft haben wir mehr Gedanken, als uns lieb ist. Fast ständig kreisen oder schwirren sie wie Bienen in unserem Kopf herum. Probieren Sie einmal Folgendes: Versuchen Sie, für ein paar Minuten Ihre Gedanken zu zählen. Ich muss gestehen, ich komme bei diesem kleinen Experiment ganz schnell durcheinander. Entweder meine Gedanken tauchen scheinbar aus dem Nichts auf und ich bemerke sie erst, wenn ich in ihnen versunken bin. Oder sie springen von einem Thema zum nächsten. Dann wiederum drehen sie sich ständig um das Gleiche und ich weiß gar nicht, wo ein Gedanke aufhört und der nächste beginnt. Ich bemerke eine kurze Gedankenpause. Hatte ich gerade wirklich keinen Gedanken? Indem ich darüber nachdenke, befinde ich mich bereits in der nächsten Gedankenwolke. Mir wird das Motorengeräusch eines vorbeifahrenden Autos bewusst. Ist das Hören von einem Geräusch auch ein Gedanke? Nein, das Hören selbst nicht. Aber sobald wir bewusst bemerken, dass wir jetzt etwas hören, uns womöglich im nächsten Moment klar wird, dass da irgendwo ein Auto vorbeifährt, sind Gedanken da. Auch die Frage, ab wann aus einem Sinneseindruck ein Gedanke wird, ist bereits wieder ein Gedanke. Ich gebe das Gedankenzählen schließlich wieder auf.

Was mich beruhigt: Auch die Neurowissenschaftler waren bisher nicht in der Lage, die Gedanken ihrer Probanden akkurat zu zählen. Es gibt nur Schätzungen. Täglich haben wir 50.000 bis 70.000 Gedanken, je nach Tagesverfassung, Lebenssituation und Sinneseindrücken.

Wodurch entstehen Gedanken überhaupt? Wer ist für das Durcheinander in unserem Kopf verantwortlich? Dafür interessieren sich zahlreiche Experten: Mediziner, Biologen, Biochemiker, Physiker und Psychologen. Mit den neuesten

Methoden der Technik erforschen sie akribisch alle Gehirnregionen und entdecken, wie die verschiedenen Gehirnareale zusammenspielen.

Gedanken entstehen im Gehirn. Sie lassen sich mithilfe bildgebender Verfahren (MRT) oder Elektroenzephalogramm (EEG) darstellen. Je mehr wir denken, desto ausgeprägter sind die messbaren elektrischen Gehirnströme. Bei jedem Gedanken entstehen elektrische Impulse, die sich in Bruchteilen einer Sekunde über die Nervenbahnen im ganzen Körper ausbreiten.

Das Nervensystem besteht aus Gehirn, Rückenmark und Nervenbahnen. Beim Erwachsenen ist es aus rund 90 Milliarden Nervenzellen aufgebaut. Sie sind durch Schaltstellen, die sogenannten Synapsen, miteinander verbunden.

Eric Kandel, einer der bedeutendsten Gehirnforscher unserer Zeit, konnte eindeutig nachweisen, dass alle unsere Gedanken und Eindrücke in Form von synaptischen Verbindungen in unserem Gehirn abgespeichert werden. Für diese Entdeckung erhielt er im Jahr 2000 den Nobelpreis für Medizin und Physiologie. Jede Nervenzelle hat zumindest eine Verbindung zu einer benachbarten Zelle. Täglich entstehen neue Synapsen. Nicht mehr benötigte Synapsen werden abgebaut. Neurowissenschaftler bezeichnen das als die Plastizität des Gehirns.

Wenn wir wiederholt das Gleiche denken und tun, werden die Prozesse immer besser abrufbar. Wir perfektionieren uns und entwickeln Routine. Denn die dafür benötigten

Gehirnzellen und die dazugehörigen Nervenfasern bilden immer mehr Verbindungsstellen aus.

Im Laufe eines Lebens entstehen pro Nervenzelle bis zu 200.000 Synapsen. Den Weg zur Toilette finden wir im Schlaf. Über die Fahrt zur Arbeit brauchen wir nicht mehr nachzudenken. Aber auch ungesunde Lebensgewohnheiten lassen sich dann nicht mehr so einfach ändern.

Die Geschichte des Gehirns: Begeben wir uns auf einen kleinen Streifzug durch die menschliche Gehirnentwicklung. Menschliche Gehirne sind nicht aus einem Guss. Die Evolution benötigte viele Millionen Jahre, bis sie das menschliche Gehirn in seiner jetzigen Form hervorbrachte. Die Vorläufermodelle aus dem Tierreich hatten sich so weit bewährt. Da die Evolution bewahrt, was sich bewährt, gibt es in unserem Kopf verschiedene Gehirnregionen. Mit jedem großen evolutionären Entwicklungsschritt sind neue Gehirnregionen mit neuen Kapazitäten zu den altbewährten Regionen hinzugekommen.

Schauen wir uns diese Evolution an. Bereits vor 600 Millionen Jahren hatten Quallen und Seeanemonen einfache Nervensysteme. Netzwerke aus Nervenzellen, die einfache koordinierte Bewegungen erlaubten. Die Quallen und Seeanemonen lebten in den Tiefen der Ozeane gemütlich vor sich hin. Ein Gehirn brauchten sie dafür noch nicht.

Aus Fossilien wissen wir, dass vor rund 400 Millionen Jahren die ersten Insekten die Erde eroberten. Die Nervensysteme von Insekten sind bereits deutlich besser entwickelt. Sie sind zu komplexen Bewegungen und Flugmanövern in der Lage. Insekten können sich räumlich orientieren und sich Futter verschaffen. Bis heute verfügen Insekten jedoch über keine Gehirne. Trotzdem bevölkern sie seither die Erde und es entstanden zahlreiche Insektenarten.

Etwa zeitgleich mit den Insekten entwickelten sich die ersten Wirbeltiere, die Fische. Sie verfügen über ein kleines, einfach gebautes Gehirn, das alle lebenswichtigen Funktionen steuert. Der erste Gehirnprototyp, eingebettet in einen schützenden Schädelknochen.

Das erinnert mich an meine Jugend in den 1980er-Jahren. Damals kamen die ersten Heimcomputer auf den Markt. Die Prototypen für unsere heutigen Computer. Wenn Sie ungefähr in meinem Alter oder älter sind, werden Sie sich wahrscheinlich noch erinnern: Damals gab es den Commodore 64. Eine Revolution! Als Kinder konnten wir damit weiße Linien auf einem Bildschirm auf und ab bewegen und dadurch den weißen Punkt zwischen den Linien hin und her spielen. Ping Pong am Bildschirm.

Damals dachten wir: Besser geht's nicht. Der Commodore 64 hatte 64 Kilobyte Arbeitsspeicher. Das entspricht einer Speicherkapazität von rund 55 Seiten reinem Text. Heute haben unsere PCs üblicherweise 8 GB Arbeitsspeicher. Das entspricht mehr als sieben Millionen Seiten reinem Text. Wohlgemerkt ist das nur der Arbeitsspeicher, gleichsam das Kurzzeitgedächtnis unserer Computer. Beim Festplattenspeicher, dem Langzeitgedächtnis, denken wir bereits in Terabytes. Ein Terabyte kann rund 916 Millionen

Seiten an reinem Text speichern. Ähnlich verhält es sich mit den Kapazitätsunterschieden der Gehirne von Fischen, Reptilien und Säugetieren. Die Gehirne entwickelten sich in den verschiedenen Wirbeltierarten auf unterschiedliche Art langsam und unaufhörlich weiter. Der nächste Entwicklungssprung folgte, als vor rund 300 Millionen Jahren die Reptilien auftauchten. Die Gehirne von Reptilien besitzen ein größeres Maß an Merkfähigkeit als jene der Fische. Reptilien können zwischen sicheren und gefährlichen Situationen unterscheiden. Vögel, die über gut entwickelte Reptiliengehirne verfügen, finden weit entfernte Orte wieder und wissen um die besten Brut- und Futterstellen.

Unser Reptiliengehirn: Auch wir Menschen verfügen über ein Gehirnareal, das im Wesentlichen dem Reptiliengehirn entspricht: der sogenannte Hirnstamm. Er liegt zwischen Rückenmark und dem Rest des Gehirns und nimmt nicht einmal zehn Prozent des gesamten Gehirnvolumens ein. Unser Reptiliengehirn steuert Herz-Kreislauf, Atmung und Verdauung. Tag und Nacht. Ein Leben lang. Vollkommen autonom, ohne unser bewusstes Zutun. Wir brauchen keinen Gedanken daran zu verschwenden.

Was auch gar nichts nützen würde, denn das Reptiliengehirn reagiert nicht auf willentliche Einflüsse. Es lässt sich nur indirekt über unser Verhalten und unsere Hormone steuern. Wenn wir uns zum Beispiel körperlich anstrengen oder emotional erregt sind, schlägt das Herz schneller. In Ruhephasen beruhigt es sich automatisch wieder.

Wenn die Funktionen des Hirnstamms erlöschen, sprechen Mediziner vom Hirntod. Ohne Hirnstamm keine Körperfunktionen. Das Reptiliengehirn passt Herzschlag, Atmung und Stoffwechsel den täglichen Erfordernissen an und achtet auf potentielle Gefahren. Wird es brenzlig, lautet sein Kommando: Kampf, tot stellen oder Flucht. Das sind die drei Überlebensstrategien des Hirnstamms. Das heißt, wir Menschen haben in unserem Reptiliengehirn sinnbildlich einen Leibwächter, einen Bodyguard, sitzen. Er ist für unser körperliches Überleben zuständig. Entweder er tritt als Schlägertyp auf, zieht sich seine Siebenmeilenstiefel an oder er versteckt sich: In Gefahrenmomenten wollen wir am liebsten zuschlagen, davonlaufen, oder uns ganz klein machen und wie gelähmt erstarren. Alle drei Maßnahmen bewährten sich im Tierreich viele Millionen Jahre lang und sicherten das Überleben.

Unser Säugetiergehirn: Seit rund 125 Millionen Jahren tummeln sich Säugetiere auf der Erde. Ihre Gehirne weisen zusätzliche Funktionen auf, die sich ebenfalls im menschlichen Gehirn wiederfinden. Sie sind wie leistungsstarke, moderne Computer mit großer Speicherkapazität. Beim Menschen finden wir die Säugetiergehirnanteile insbesondere im Zwischenhirn, das dem Hirnstamm aufsitzt, sowie in älteren Teilen des Großhirns unterhalb der Großhirnrinde, den sogenannten subkortikalen Strukturen.

Im Säugetiergehirn wohnt unser nächster Protagonist: Tante Limbisch. Ihre wichtigsten Domänen sind das lim-

bische System, Hauptsteuerungszentrale für Gefühle, trieb-
haftes Verhalten und Gedächtnis, sowie Hypothalamus und
Hypophyse im Zwischenhirn, die der Hormonregulation
dienen. Tante Limbisch steuert gemeinsam mit dem Bodyguard das unbewusste vegetative Nervensystem und somit
unser Verhalten im Stress.

Im Vergleich zum Reptiliengehirn weist das Säugetiergehirn einige wichtige Erweiterungen auf: Während Reptilien immer die Umgebungstemperatur annehmen, haben Säugetiere und Menschen einen inneren Thermostat.
Dieser Thermostat hält die Körperkerntemperatur immer
möglichst konstant. Zum Schutz dafür gibt es ein Fell oder
Haare. Erst dadurch konnten sich leistungsstärkere Stoff-
wechselprozesse und höhere Hirnfunktionen entwickeln.
Der Stoffwechsel von Säugetieren ist anfälliger als der von
Reptilien. Dafür können sich Säugetiere flexibler an äußere
Klimaveränderungen anpassen. Das brachte in den letzten
hundert Millionen Jahren viele Überlebensvorteile.

Säugetiere verfügen über einen ausgeklügelten Hor-
monhaushalt. Hormone steuern nicht nur Stoffwechsel
und Fortpflanzung, sondern auch Emotionen, Sozialver-
halten und Brutpflege. Die meisten Säugetiergattungen leben in Herden. Sie suchen die Nähe und den Schutz der
Gruppe. Auch wir Menschen weisen dieses Verhalten auf.
Auch wenn jüngere Gehirnregionen nach Selbstverwirkli-
chung streben, die Säugetiergehirne in uns wollen Familie, zwischenmenschliche Nähe und Geborgenheit. Dieses
Grundbedürfnis ist bei allen Säugetieren und auch bei uns

Menschen vorwiegend hormonell gesteuert. Es lässt sich willentlich nur wenig beeinflussen.

Tante Limbisch ist daher eine gesellige Dame. Sie ist wie die meisten Säugetiere nicht gern dauerhaft alleine und freut sich über Zuspruch. Als Herrin der Emotionen entscheidet sie, was wir bevorzugt aus dem Gedächtnis abrufen und wie sozial wir uns verhalten. Bedrohliche Erkrankungen mag sie gar nicht. Sie neigt zum Dramatisieren und möchte in Situationen, die sie ängstigen, Aufmerksamkeit um jeden Preis. Sie sieht sich selbst häufig am Rande des Abgrunds und es bedarf einiger Überredenskunst der höheren Gehirnregionen, um sie wieder zu beruhigen.

Ihr Busenfreund ist der Leibwächter im Reptiliengehirn, der bei potentieller Gefahr sofort und automatisch einschreitet. Ein Leben ohne ihn kann sich Tante Limbisch gar nicht vorstellen. Er ist wie ihr großer, schützender Bruder. Schließlich war er schon vor ihr da. Die beiden liegen eng benachbart im Gehirn. Das limbische System umgibt Hirnstamm und Zwischenhirn hufeisenförmig.

Fühlt sich Tante Limbisch wohl, ist auch der Leibwächter entspannt. Herzschlag und Atmung sind ruhig. Die Verdauung funktioniert prächtig. Ängstigt oder sorgt sich Tante Limbisch hingegen, wird auch der Leibwächter aktiv. Durch gemeinsame Ausschüttung von Stresshormonen bereiten sie den Organismus auf Kampf, Flucht oder Verstecken vor.

Gleichzeitig reduzieren sie die Durchblutung im Großhirn, das normalerweise durch die Verarbeitung von Reizen und die Denkvorgänge sehr viel Energie verbraucht.

Das Blut, so meinen Tante Limbisch und Bodyguard, wird in Zeiten von Gefahr für die Muskulatur gebraucht, um sich wirksam verteidigen zu können. Wir kennen das alle: In Momenten großer Aufregung oder Angst können wir nur schwer einen vernünftigen Gedanken fassen. Alle Energie fließt in den Kampf-Flucht-Verstecken-Modus. Dieser wird so lange beibehalten, bis sich Tante Limbisch und der Leibwächter wieder in Sicherheit wähnen.

Unser Neocortex: Die neueste Entwicklung in unserem Kopf sind Groß- und Kleinhirn. Sie ermöglichen Gedanken und komplexe Denkvorgänge, ein Markenzeichen des Menschen. Das Großhirn ist die neue Kommandozentrale. Der Sitz der höheren Hirnfunktionen.

Das menschliche Gehirn entspricht einer evolutionären Revolution. Erste menschliche Vorfahren lebten vor ungefähr sechs bis sieben Millionen Jahren. Affe und Mensch haben sich damals entwicklungsgeschichtlich voneinander getrennt. Menschen sind so gesehen eine relativ junge Spezies.

Vor circa dreieinhalb Millionen Jahren benutzten Menschen erstmals einfache Werkzeuge. Das war der Beginn der Steinzeit. Seither sind Groß- und Kleinhirn langsam und stetig gewachsen. Aber erst in den letzten 200.000 Jahren hat die Großhirnrinde im Vorderhirn stark an Größe zugelegt. Damit das Großhirn im Schädel überhaupt noch Platz hat, ist seine Rinde in zahlreiche Falten gelegt: die Gehirnwindungen. Würden wir sie ausstreichen, wären sie pro Gehirn etwa vier A4-Seiten groß.

Neunzig Prozent der Großhirnrinde werden als Neocortex bezeichnet. Neocortex ist lateinisch und bedeutet »die neue Hirnrinde«. Der Neocortex ist die neue Chefin, der neue Kommandant im Haus. Er ist für alles zuständig, was wir uns bewusst machen können. Auf ihn haben wir willentlichen Einfluss. Im Vergleich zum Reptiliengehirn, das circa 300 Millionen Jahre alt ist, und zum Säugetiergehirn, das sich vor rund hundert Millionen Jahren entwickelte, ist der Neocortex mit seinen nicht einmal 200.000 Jahren noch gleichsam ein Baby. Kein Wunder, dass Tante Limbisch und der Leibwächter die Aktivitäten des Neocortex mitunter suspekt finden und gerne ihr altbewährtes Eigenleben führen.

Der Neocortex revolutioniert die menschlichen Möglichkeiten. Er ist vergleichbar mit einem Quantencomputer. Die Softwaremöglichkeiten sind auch bezüglich unserer Gesundheitsvorsorge nahezu unendlich. Allerdings will die Bedienung unseres Neocortex erst einmal verstanden sein. Tante Limbisch und der Leibwächter versuchen häufig, ihn auszutricksen und die Kontrolle zurückzugewinnen.

Als wäre das nicht schon genug an innerem Konfliktpotential, gibt es innerhalb des Neocortex auch noch verschiedene Gehirnareale mit ganz unterschiedlichen Aufgaben. Die linke Großhirnhälfte ist zum Beispiel für das Rationale zuständig: Nachdenken, Bewerten, die eigene Meinung vertreten und Planen. Hier hausen Bauingenieure, Kritiker, Abenteurer, Moralapostel und Konstrukteure.

Die rechte Großhirnhälfte ist hingegen für das Kreative zuständig. Hier leben Maler, Musiker, Schriftsteller, Graphiker, Schauspieler und Tänzer.

Beide Gehirnhälften sind über einen Balken fest miteinander verbunden. Pro Sekunde werden bis zu vier Milliarden Impulse zwischen den beiden Gehirnhälften ausgetauscht. Im Idealfall werden kreative Gedanken aus der rechten Gehirnhälfte erfolgreich mittels linker Gehirnhälfte in die Tat umgesetzt. Der Lebensalltag erfährt Inspiration. Oft jedoch ringen die Gehirnhälften um die Vorherrschaft, anstatt in Frieden zusammenzuarbeiten. Mitunter lähmen sie sich gegenseitig und Entscheidungen fallen schwer.

Besonders neu im menschlichen Repertoire sind Vorstellungskraft und Erkenntnis inklusive Selbsterkenntnis. Sie geben uns die Fähigkeit zu Weisheit, Vernunft und Mitgefühl. Seit Kurzem haben sie uns auch zu einer Fülle an neuen Technologien verholfen.

Die Nervenverbindungen von Leibwächter und Tante Limbisch zum Neocortex sind besser ausgebaut als umgekehrt. Sprich: Ist der Neocortex nicht achtsam, funken ihm die beiden dazwischen. Umgekehrt lassen sich die beiden vom Neocortex nicht gern reinreden.

Schwierigkeiten: Wie verfahren die Situation in unserem Kopf zuweilen ist, zeigt folgendes Beispiel, das viele von uns nur allzu gut kennen. Ab dem mittleren Alter häufen sich Arztbesuche. Die neuen Untersuchungen ergeben nicht selten: Blutdruck, Blutfettwerte und/oder Blutzuckerspiegel sind erhöht. Vielleicht besteht Übergewicht. Dazu eventuell Schlafprobleme. Beruflich und privat vielfach Stress. Der Arzt mahnt: Es ist notwendig, mehr auf die Gesundheit zu achten. Mehr Bewegung, gesündere Ernährung und ausreichende Erholungsphasen sind unabdingbar, um eine dauerhafte Tabletteneinnahme zu vermeiden. Schließlich soll es nicht zu Herzinfarkt, Schlaganfall oder zu anderen schweren Erkrankungen kommen.

Glücklicherweise nähert sich der Sommer. Für das enganliegende Outfit ein paar Kilos abzunehmen, kann nicht schaden. Dreimal die Woche ein kleines Fitnessprogramm, auf Kalorienbomben verzichten – das kann doch nicht so schwer sein! Die Sportsachen sind bereits herausgesucht. Die Motivation ist hoch. Sogar ein Kochbuch mit tollen Fotos von frisch dampfenden und bestimmt köstlichen Gemüsegerichten liegt bereit. Süßigkeiten werden durch frisches Obst ersetzt. Der Neocortex hat sich ein innovatives Gesundheitsprogramm zurechtgelegt. An Tante Limbisch und Leibwächter hat er dabei nicht gedacht. Sie sehen den geplanten Veränderungen gemäß ihrer Natur mit gemischten Gefühlen entgegen.

Jede Änderung der Lebensgewohnheiten bedeutet für sie eine potentielle Gefahr, selbst wenn sie langfristig der Gesundheit dienen. Der Bodyguard bevorzugt stets das Gleiche und Vertraute. Tante Limbisch mag rasche Erfolge, am besten im Kontext ihrer Familie. Erfolg bedeutet für das Säugetier- und Reptiliengehirn zu überleben, so lange bis die Fortpflanzung erfolgreich stattgefunden hat. Alles andere ist nebensächlich.

Nun kommt der Neocortex unvermittelt mit einem neuen Plan, ohne Tante Limbisch und Bodyguard in sein Vorhaben einzuweihen. Der Tag beginnt zunächst noch recht gut. Mit einem gesunden Frühstück und der bereits vorsorglich gepackten Fitnesstasche in der Hand. Gleich nach der Arbeit soll es mit zwanzig Minuten Sport losgehen.

Doch dann das frühmorgendliche Verkehrschaos. Stau. Provokation durch andere Autofahrer. Das Reptiliengehirn fühlt sich auf den Plan gerufen. Gemeinsam mit dem Säugetiergehirn schüttet es Unmengen an Stresshormonen ins Blut. Ärger macht sich breit. Puls und Blutdruck schnellen in die Höhe. Die Atmung wird flacher. Der Körper bereitet sich in Windeseile auf Kampf, Flucht oder Totstellen vor.

Das Reptil in uns gegen den Rest der Welt. Einer muss hier Federn lassen. Ruhe, Vernunft und klare Gedanken? Fehlanzeige.

Statt der Lösung des Problems kommt der innere Kampf hinzu. Der Neocortex, ohnehin von Reptilien- und Säugetiergehirn fast lahmgelegt, hat seine liebe Not. Kultur, Anstand und Gesetzgebung verbieten es, andere Autofahrer niederzuschlagen. Auch das Auto im Stau stehen zu lassen, davonzulaufen oder in Schockstarre zu verfallen, sind keine Optionen. Das Standardprogramm des Leibwächters muss der Neocortex mitten im Straßenverkehr unterbinden. Eingezwängt hinter dem Lenkrad kämpfen wir gedanklich nun nicht nur mit anderen Verkehrsteilnehmern, sondern auch gegen uns selbst. Genauer gesagt, gegen die Wirkung der Stresshormone. Sie bewusst zu unterdrücken, ist nahezu unmöglich. Die meiste Energie steckt zu diesem Zeitpunkt in der Muskulatur statt im Gehirn.

Wie soll so ein Tag weiter nach Plan verlaufen? Freudvoll und fit in den Tag? Voller Motivation für bessere Gesundheit? Ein neues Lebensgefühl? Fehlanzeige. Reptilien- und Säugetiergehirn haben uns fest im Griff. Wir hätten im entscheidenden Augenblick ruhig bleiben sollen. Nun schätzen Tante Limbisch und Leibwächter die Situation falsch ein. Obwohl keine lebensgefährliche Situation vorliegt, fahren sie alle Geschütze auf. Wenigstens aufs Lenkrad lässt sich kurz einmal einschlagen. Verärgert und verspannt kommen wir bei der Arbeit an. Schuld an der eigenen Misere? Natürlich die anderen!

Steinzeitmenschen kannten mehrere Millionen Jahre lang wilde Tiere und Angriffe von feindlichen Sippen als Gefahrenquellen. Ihre Probleme konnten sie mit Muskelkraft lösen. Die Gefahren waren außerdem von vorübergehender Natur. Entweder sie überlebten den Angriff, hatten ein Erfolgserlebnis und konnten sich anschließend regenerieren – oder eben nicht. Aber Dauerstress? Der war den Menschen der Steinzeit unbekannt.

Auch wenn sich die Lebensumstände in den letzten paar Tausend Jahren grundlegend änderten: Die biochemischen Prozesse im Stress sind gleich geblieben. Sie laufen damals wie heute unbewusst ab. Sie werden durch vegetatives Nervensystem, Hormon- und Immunsystem gesteuert.

Statt wilder Tiere stressen uns heute Straßenverkehr, missmutige Mitarbeiter und die schlechten Nachrichten aus Radio und Fernsehen. Dazu kommen die Reizüberflutung durch Internet und Smartphone, chronischer Zeitmangel und emotionaler Stress in der Familie und im privaten Umfeld.

Die der Situation nicht angemessene Stresshormonausschüttung beeinträchtigt unser Wohlbefinden. Entweder wir unterdrücken den Impuls, zu kämpfen, dann spannen sich Schulter-, Arm- und Brustmuskeln sowie Kiefermuskulatur an. Die Steinzeitmenschen fletschten seinerzeit die Zähne und bissen im Kampf ordentlich zu.

Oder die Stresshormone veranlassen uns unbewusst, die Flucht zu ergreifen. Die Anspannung in den Beinen steigt, vor allem in der Wadenmuskulatur, um gut wegsprinten zu können. Widerstehen wir diesem Impuls, führt das zu Verspannungen im unteren Rücken, Becken und Beinen.

Würden wir hingegen am liebsten im Boden versinken, uns ganz klein machen, setzt der Versteckmodus ein. Wir fühlen uns wie gelähmt und zeigen keinerlei Anzeichen von Gegenwehr oder Flucht. Alle Muskelgruppen, die uns unsichtbar scheinen lassen, spannen wir unbewusst an. Kopf ein- und Schultern hochziehen, sich ducken. Das führt zu Anspannungen in Hals, Nacken und Rücken.

Was für ein Dilemma. Je mehr Reize, je mehr Ärger, desto höher die Wahrscheinlichkeit, dass sich Tante Limbisch samt Leibwächter auf den Plan gerufen fühlen.

Wie angenehm wäre es, sich in solchen Situationen im Fitnesscenter auspowern zu können. Oder einen ausgedehnten Spaziergang zu machen. Aber vom Auto geht es direkt an den Büroschreibtisch. Keine Zeit, sich körperlich abzureagieren.

Die Folgen? Müdigkeit, chronische Verspannungen und Muskelverhärtungen. Zähneknirschen. Kopfschmerzen. Während in der Steinzeit Stresshormone durch die körperliche Reaktion rasch abgebaut wurden, bleiben sie uns heute aufgrund des Bewegungsmangels so lange erhalten, bis wir uns wieder sicher fühlen und entspannen.

Wie sehr Stress auf die Verdauung schlägt, zeigt folgende US-amerikanische Studie aus dem Jahr 2017. Die US-amerikanische Psychiaterin Janice K. Kiecolt-Glaser und ihre Mitarbeiter untersuchten 58 Frauen. 38 waren von Brustkrebs genesen, 20 Frauen dienten als Kontrollgruppe.

Die Probandinnen erhielten entweder eine ungesunde Mahlzeit mit reichlich gesättigten Fettsäuren aus tierischen Produkten oder eine gesunde mit Sonnenblumenöl und ungesättigten Fettsäuren. Zugleich wurde untersucht, wie viel Stress die Probandinnen jeweils am Vortag zu verarbeiten hatten.

Wie die Forscher erwarteten, zeigten die Frauen, die Essen mit mehr gesättigten Fettsäuren zu sich nahmen, eine vorübergehende Erhöhung der Entzündungsparameter im Blut. Diese Entzündungsreaktion blieb bei den Frauen, die gesünderes Essen erhielten, aus. Wenn allerdings die Frauen, die gesündere Speisen bekamen, am Vortag besonderen

Stress hatten, hoben sich die Unterschiede auf. Sie hatten genauso erhöhte Entzündungsparameter im Blut wie diejenigen, die ungesünder aßen. Diese Studie zeigt, dass sich der Gemütszustand von Tante Limbisch und dem Leibwächter stark auf den Stoffwechsel auswirkt. Entspannung beim Essen ist für gesunde Ernährung genauso wichtig wie gesunde Nahrungsmittel an sich.

Der Stress ist in unserer modernen Welt ein hartnäckiger Begleiter. Wenn wir ihm nicht bewusst entgegenwirken, liefern wir uns seinen gesundheitsschädlichen Konsequenzen aus. Vollgepumpt mit Stresshormonen versuchen wir, den Alltag zu bewältigen. Schlussendlich fühlen wir uns gereizt, müde und ausgelaugt. Die Selbstwahrnehmung, eine wichtige Funktion des Neocortex, ist eingeschränkt. Es fällt schwer, einen höheren Sinn im Leben zu sehen und daraus positive Motivation zu schöpfen.

Stattdessen meldet sich das Säugetiergehirn beharrlich zu Wort. Es möchte, dass wir uns gut fühlen. Wie wäre es mit einem Stück Schokolade? Denn Süßes führt zur hormonellen, wohlgemerkt leider rasch vorübergehenden Aktivierung des Belohnungszentrums.

Die Vernunft des Neocortex versucht sich einzuschalten, kann das ganze Affentheater nicht nachvollziehen. Besser mit eisernem Willen ohne Schokolade weitermachen. Aber das will nicht gelingen. Der Neocortex kann sich selbst mit Disziplin nicht dauerhaft über Tante Limbisch und schon gar nicht über den Bodyguard hinwegsetzen. Also erst einmal eine Pause machen. Bei einer Tasse Kaffee ein Stück

Kuchen oder Schokolade essen und nachher vielleicht eine Zigarette rauchen. Kurzfristig herrscht Ruhe. Doch die Wirkung der Genussmittel hält nicht lange an. Die Stresshormone sind immer noch da. Selbstmitleid setzt ein. Tante Limbisch läuft auf Hochtouren. Sie findet sich schrecklich bedauernswert. Niemand liebt sie. Positive Gedanken und Motivation rücken in immer weitere Ferne.

Abends schnappt sich Tante Limbisch schließlich eine Packung Chips und macht es sich auf der Couch vor dem Fernseher bequem – anstelle von Fitnessprogramm und gesunder Ernährung. Denn danach fühlt sich hier gerade wirklich niemand. Weder Neocortex, noch Tante Limbisch, noch der Leibwächter. Vielleicht morgen. Der Tag endet mit einem Misserfolg. Auch der Fernsehabend auf der Couch bringt nicht die gewünschte Entspannung. Denn der Arzt hat doch gesagt ...

Gehirn-Koordination: Die wenigsten Probleme der Moderne lassen sich mit Muskelkraft oder emotionaler Dramatik lösen. Heute sind mehr denn je Geisteskraft und Vernunft des Neocortex gefragt. Schließlich gibt es genügend Probleme auf dieser Welt zu lösen. Viele davon sind von uns Menschen zu verantworten. Nicht zuletzt bei Umweltfragen besteht dringender Handlungsbedarf. Der Neocortex hat dazu die innovativen Ideen. Er sieht die Zusammenhänge, hat Verständnis, kann einen guten Plan entwickeln und besitzt Tatkraft. Damit er Aussicht auf Erfolg hat, braucht er Ruhe in der Bude und sowohl den Leibwächter als auch Tante Limbisch auf seiner Seite.

Wie ist das zu bewerkstelligen? Es gibt eine Instanz im Gehirn, die uns helfen könnte: Torwächter Thali. Er sitzt mitten im Gehirn, gerade noch im Unterbewusstsein an der Schwelle zum Bewusstsein. Sein Zuhause ist der Thalamus, ein Gehirnareal im sogenannten Zwischenhirn. Herr Thali ist ein echter Netzwerker und hat Verbindungen in alle anderen Gehirnregionen. Er hat seine Fühler überall.

Auf ihn kann der Neocortex einwirken. Indem wir unsere Aufmerksamkeit auf etwas richten, signalisieren wir Thali, wofür wir uns gerade interessieren. Er erachtet als wichtig, worauf wir uns konzentrieren und was wir mit intensiven Gefühlen assoziieren. Zu diesen Themen leitet er dann weitere Infos aus der Unmenge aller Sinnesreize und Informationen, die von außen auf uns einströmen, an den Neocortex weiter.

Wie das funktioniert, erleben wir tagtäglich: Planen wir zum Beispiel eine schöne Urlaubsreise, fallen uns Reiseanbieter auf. Wir hören automatisch genauer hin, wenn sich Bekannte über ihre Urlaubserlebnisse unterhalten. Mit einem Mal dreht sich alles um den Urlaub, ohne dass wir bewusst darüber nachzudenken brauchen. Thali lässt uns die relevanten Informationen bemerken.

Alles, was gerade keine Relevanz für uns hat, blendet Thali aus. Die Selektionsleistung, die Thali dabei vollbringt, ist beachtlich. Nehmen wir allein die Sinneseindrücke: Alles, was wir sehen, hören, riechen, schmecken oder fühlen, erreicht über Nervenbahnen das Gehirn und kann zu Gedanken führen.

Über neunzig Prozent der Sinneseindrücke kommen von den Augen. Fühlen wir uns gestresst, brauchen wir bloß für ein paar Momente die Augen zu schließen, um dem Gehirn eine kleine Auszeit zu gönnen. Sonst prasseln bis zu elf Millionen Sinneseindrücke pro Sekunde auf uns ein. Ziemlich viele! All die verschiedenen Formen, Farben, Bewegungen, die wir mit den Augen wahrnehmen.

Aber auch Geräusche, Gerüche, Geschmäcker und Temperatur spielen eine wichtige Rolle. Glücklicherweise nehmen wir die meisten Sinneseindrücke nicht bewusst wahr. Wir wären sonst schon längst verrückt geworden. Der Mensch wäre dann nur noch mit der bewussten Verarbeitung von Sinnesreizen beschäftigt, anstatt zu essen, zu trinken oder zu schlafen.

Prinzipiell kann jeder Sinnesreiz einen Gedanken und zahlreiche Überlegungen auslösen. Pro Sekunde gibt es daher viele Millionen Anlässe für unterschiedliche Gedanken, die wiederum unterschiedliche Gefühle auslösen können. Hinzu kommen körperinterne Signale wie Hunger, Durst oder Müdigkeit. Alle Reize und Gedanken können außerdem im Gedächtnis gespeicherte Erinnerungen wachrufen, die wiederum Gedanken auslösen können. Bei so vielen Gedankenquellen ist es kein Wunder, dass unser »Kopfkino« mitunter nicht abzureißen scheint.

Für die Selektion dieser immensen Flut an Daten ist Herr Thali zuständig. Er lässt nur die wichtigsten Informationen in die heiligen Hallen des Bewusstseins dringen, maximal vierzig Stück pro Sekunde. Das heißt: Von rund 275.000 nehmen wir nur eine Information bewusst wahr. Thali entscheidet somit, was in den Neocortex gelangt und zum Gedanken wird.

Wenn der Neocortex also durch Konzentration auf bestimmte Gedanken Thali klare Interessen signalisiert, lenkt er Thali bei der Auswahl. Indem wir uns bewusst bestimmten Dingen zuwenden, wird von diesen Dingen auch mehr in unserem Bewusstsein auftauchen.

Neurowissenschaftler haben herausgefunden, dass wir täglich nur rund zwei Prozent neue Gedanken denken. Der Rest ist mehr oder weniger die gleiche Leier. Wenn Sie mit Ihrem Leben zufrieden sind, können Sie Ihre Gedanken getrost beibehalten. Sie machen alles richtig. Sollten Sie aber das Gefühl haben, sich im Hamsterrad zu bewegen, ist es vielleicht an der Zeit, umzudenken. Denn in diesem Fall wirken ihre Gedanken negativ auf Ihre Gesundheit.

Umdenken beginnt mit folgender Frage: Haben Sie sich schon einmal überlegt, wie Sie über sich selbst, Ihre Gesundheit und Ihre Lebenssituation denken? Was Sie dadurch selbst zu dieser Situation beitragen? Haben Sie vielleicht Lust auf ein neues Kopfprogramm? Das lässt sich einfach bewerkstelligen, indem Sie sich neuen Reizen aussetzen. Reizen, die Sie zur Ruhe kommen lassen. Einflüssen, die Sie freudig stimmen und Sie motivieren. Ein einfaches »Gewusst-wie«, und die Möglichkeiten, die sich Ihnen auftun, sind unendlich.

Nehmen Sie Ihr gedankliches Repertoire genauer unter die Lupe. Achten Sie für ein paar Minuten auf Ihre Gedanken und schreiben Sie diejenigen auf, die Ihnen gefallen. Gedanken, die Sie gerne noch einmal denken möchten. Gedanken, die ein schönes Gefühl in Ihnen auslösen. Gedanken wie: »Das habe ich wirklich gut gemacht.« Machen Sie es sich zur Gewohnheit, bewusst schöne, sinnstiftende Gedanken zu denken und sich daran zu erfreuen. Es kostet Sie nichts und schenkt Ihnen schöne Gefühle wie Freude und Zuversicht. Reale Probleme lassen sich dadurch leichter bewältigen.

Wir brauchen nicht darauf zu warten, bis angenehme Gedanken zufällig auftauchen. Das wäre auch nicht empfehlenswert. Studien zeigen, dass die meisten Menschen zehnmal mehr unangenehme als angenehme Gedanken denken. Zumindest in den westlichen Industrienationen. Nur jeder zehnte Gedanke dreht sich um Freude, Liebe oder Aufrichtigkeit.

Rund siebzig Prozent aller auftauchenden Gedanken sind flüchtiger Natur. Sie sind neutral und mit keinen intensiven Gefühlen verbunden. Thali misst ihnen daher keine größere Bedeutung bei. Sie sind nur für die Organisation des Alltags wichtig und dienen dazu, Gewohnheiten beizubehalten.

Thali interessiert sich vor allem für die dreißig Prozent, die die unterschiedlichsten Gefühle in uns wachrufen. Je intensiver das Gefühl, desto wichtiger ist der damit verbundene Gedanke für Thali. Allen Situationen, die mit Angst verbunden sind, misst Thali eine große Bedeutung bei. Aber genauso allem, was mit Liebe, Geborgenheit, Freude oder gar Begeisterung verbunden ist. Je nachdem, welche Erfahrungen und Wertvorstellungen uns prägen, lässt Thali uns das Leben mehr von der einen oder von der anderen Seite sehen.

So bewertet und sortiert Thali auch Informationen zum Thema Krankheit. Wenn wir Thali signalisieren, dass eine Krankheit für uns eine große Bedrohung darstellt: Schwups, schon ist Thali mit weiteren Horrormeldungen zur Stelle. Wir hören von anderen, die ebenfalls schwer an dieser Erkrankung leiden, dass nicht viel dagegen auszurichten sei und die Gene schuld seien. Und es dauert nicht lange, bis wir uns der Situation hilflos ausgeliefert fühlen.

Fassen wir hingegen Mut und signalisieren Thali, dass wir uns der Situation gewachsen fühlen, lenkt er unseren Blick viel eher auf Personen, die mit einer ähnlichen Situation gut zurechtkommen. Er schenkt uns dann auch eher Ausdauer und Zuversicht, damit wir den richtigen Arzt oder Therapeuten finden.

Fühlen wir uns als Opfer der Verhältnisse, übersehen wir wichtige Möglichkeiten, das Beste aus der gegebenen Situation zu machen. Wir negieren dann unbewusst, dass wir positiven Einfluss auf einen Krankheitsverlauf nehmen können. Deswegen ist es sehr wichtig, zu erforschen, was im täglichen Kopfkino auf dem Programm steht. Sind es lebensbejahende Gedanken? Oder beeinträchtigen sorgenvolle Gedanken unnötig die Lebensqualität?

Wir können auf Herrn Thali, diesen effektiven Filter, mit etwas Geduld viel Einfluss nehmen. Der Neocortex kann Thali ganz bewusst beibringen, mit welchen Informationen wir gerne versorgt werden wollen. Dazu braucht der Neocortex allerdings selbst eine ganz klare Zielvorstellung. Sonst wird er nicht Herr im Haus. Es gilt, Torwächter Thali klar zu instruieren. Damit kann der Neocortex längerfristig alle Protagonisten des Gehirns dazu bringen, am selben Strang zu ziehen. Ist diese Ordnung erst einmal hergestellt, lassen sich Ziele leichter und müheloser erreichen, weil es gemeinsame Ziele sind. Selbst das neue Fitnessprogramm wird dann für alle Gehirnregionen attraktiv.

Torwächter Thali mag einfache, klare Anweisungen, am besten Slogans. Kurze, knackige Botschaften, die auch in Phasen von Stress leicht zu beherzigen sind. Diese Slogans funktionieren wie Kommandos in einem eingespielten Team. Alle Gehirnregionen wissen dann sofort, was sie zu tun haben.

Diese Slogans müssen alle Gehirnregionen erst einmal lernen. Sie lernen durch Wiederholung der Slogans, positive Erfahrungen und schließlich durch gemeinsamen Erfolg. Durch den Erfolg bekommt der Neocortex Charisma und verdient sich Respekt.

Nehmen wir zum Beispiel einen Slogan, der uns allen sehr oft guttun würde: Ruhe bewahren! Eine einfache, klare Botschaft des Neocortex. Anfangs wird Tante Limbisch vielleicht noch revoltieren: »Was? Ruhe bewahren? Du hast leicht reden.«

Aber wenn Coolness im sozialen Umfeld ein paar Mal zu Erfolgen geführt hat, merkt Tante Limbisch, dass sich damit Glückshormone ernten lassen. Daher wird sie beim übernächsten Mal auf die Aufforderung, Ruhe zu bewahren, gelassener reagieren. Wenn das ruhige Verhalten in Krisensituationen weiterhin Erfolg bringt, wird Tante Limbisch irgendwann stolz sein, wie gut ihr das gelingt. Sie hat ja eigentlich schon immer gewusst, dass sie die Coolste ist.

So gewinnen wir zumindest mental und emotional die Oberhand. Hat Thali klare Anweisungen vom Neocortex, welche Informationen er Tante Limbisch und dem Leibwächter zukommen lassen soll, lassen sich unnötige Differenzen vermeiden. Die üblichen Dramen weichen auf diese Weise einem friedlichen Miteinander.

Damit Ruhe ins System einkehrt, ist daher wichtig, dass der Neocortex einen klaren Plan hat und diesen auch durchhält. Auch wenn es anfangs schwerfällt. Daher ist es extrem wichtig, kleine erreichbare Ziele zu stecken. Gerade so, dass der Erfolg nicht läppisch ist. Vielleicht für den Anfang mehr Strecken zu Fuß zurücklegen, das Treppenhaus statt dem Lift verwenden. Dann jeden Montag dreißig Minuten Fitness vor dem Abendessen. Je nach eigener Verfassung. Ständig ein bisschen an die eigenen Grenzen gehen. Aber vorsichtig, denn der stetige Erfolg ist das Wichtigste dabei.

Jeder Erfolg, und sei er noch so klein, führt zur Ausschüttung von Glückshormonen. Das ist der echte Stoff. Nicht die billige Schokolade. Tante Limbisch ist begeistert. Treppensteigen ist toll. Bald kann sie es gar nicht mehr erwarten, mit mehr Fitness loszulegen. Je mehr Erfolg, desto mehr unterstützt sie uns beim Erreichen größerer Erfolge.

Tante Limbisch gewinnt dadurch langsam Vertrauen zum Neocortex. Sie vertraut seinen Ideen und unterstützt ihn mit zunehmender Begeisterung. Sie speichert alle Erfolgserlebnisse an bevorzugter Stelle im Gedächtnis, was zusätzlich motivierend wirkt und die Aufmerksamkeit von Thali auf neue Erfolgschancen lenkt.

Alle Gewohnheiten üben einen beruhigenden Einfluss auf den Bodyguard im Reptiliengehirn aus. Wenn das neue Fitnessprogramm in großem Umfang und sofort umgesetzt werden soll, geht ihm das gegen den Strich. Aber wenn das Fitnessprogramm langsam zur Gewohnheit wird, hat der Bodyguard gar nichts dagegen. Im Gegenteil: Wenn wir durch Bewegung Stresshormone abbauen, wird der Bodyguard insgesamt ruhiger.

Sollten eines Tages Erkrankungen über uns hereinbrechen, ist die Gewohnheit, auch in schwierigen Situationen die Ruhe zu bewahren, eine gute Grundlage, um sich mithilfe des Neocortex effektiv der eigenen Genesung zuwenden zu können.

Das Ruhebewahren kann durch entsprechendes Training zur gemeinsamen Identität der Gehirnregionen werden. Das hilft ungemein gegen Stress.

Probieren Sie es gerne mit anderen Slogans. Wählen Sie Slogans, die Sie beflügeln. Meiner war in jungen Jahren »no risk, no fun«. Übersetzt: Ohne Risiko keine Freude. Mich machte der Satz mutiger. Mein Slogan heute: »Geht nicht, gibt's nicht.« Ich stelle mich Widerständen gerne entgegen, trotze ihnen und finde gangbare Wege. Das hilft mir in allen Lebenslagen.

Vielleicht denken Sie nun: Okay, das klingt zwar alles plausibel, aber es ist doch mehrheitlich graue Theorie. Nein, ist es nicht. Zur Kraft der mit positiven Emotionen verbundenen Gedanken gibt es eine aufsehenerregende medizinische Studie aus dem Jahr 2017, geleitet von Winfried Rief, Arbeitsgruppe Klinische Psychologie und Psychotherapie an der Universität Marburg. Er untersuchte mit seinen Mitarbeitern 124 Herzkranke, die sich einer Herz-Bypass-Operation unterziehen mussten. Die Frage war: Ist es möglich, sich mithilfe von Gedanken auf solch eine große Operation vorzubereiten und sie positiv zu beeinflussen?

Die Forscher teilten die Patienten in drei Gruppen. Eine Gruppe nahm keine psychologische Hilfe in Anspruch. Diese Patienten erhielten die üblichen medizinischen Voruntersuchungen wie alle anderen auch.

Die zweite Gruppe wurde zusätzlich psychologisch betreut. Die Patienten konnten über ihre Ängste vor der Operation sprechen.

Die dritte Gruppe schmiedete unter Anleitung zusätzlich realistische Pläne für die Zeit nach der Operation. Ein Patient wollte Pflanzen umtopfen. Ein anderer nach einiger Zeit wieder Rasen mähen können. Ein weiterer freute sich auf das Holzschneiden und wollte in seinem Garten eine Grillfeier für seine Familie veranstalten. Eine weitere Patientin malte sich eine Italienreise aus. Die Probanden dieser Gruppe hatten positive zielgerichtete Gedanken, die sie mit guten Gefühlen assoziierten.

Die Gespräche mit ihnen wurden aufgezeichnet. Die Patienten konnten sich ihre Zielbilder daher wiederholt anhören. Außerdem besprachen die Ärzte mit ihnen mögliche Komplikationen der Operation. Sie waren also mental darauf vorbereitet, wie sie im Falle einer Komplikation am besten reagieren könnten. Auch diese Vorstellungen assoziierten sie mit positiven Gefühlen.

Sechs Monate später stellen die Forscher einen messbaren Unterschied fest: Die operierten Patienten mit den Zukunftsplänen hatten geringere Entzündungsmarker und weniger Stresshormone im Blut. Es ging ihnen privat und beruflich nachweislich besser als den Patienten aus den beiden anderen Gruppen. »Wenn man so will«, sagt Winfried Rief in einem Interview, »haben wir da die Kraft der Hoffnung gemessen.«

Eine Erklärung für diesen Effekt hat die Hirnforschung parat: Neurobiologen haben Hirnregionen identifiziert, die bei hoffnungsvollen Gedanken besonders aktiv sind. Sie liegen zum einen im Säugetiergehirn in Teilen des limbischen Systems. Sie sind in der Lage, Zukunftsszenarien zu simulieren und die Wichtigkeit von Erinnerungen zu bewerten. Zum anderen liegen sie in den vorderen Anteilen des Neocortex, der dazu beiträgt, gute Ideen hoffentlich Realität werden zu lassen. Die dafür aktivierten Wege im Gehirn lassen sich mittels Kernspintomografie (MRT) nach-weisen.

So viel zu den Grundlagen des Zusammenspiels der ver-schiedenen Gehirnregionen mit unseren Gedanken. Wenn Sie diese Grundlagen des gesunden Denkens konsequent auf Ihr Leben anwenden, werden Sie über die positiven Wirkun-gen überrascht sein. So wie ich immer wieder überrascht bin, wie schnell sich Patienten von allen möglichen Erkran-kungen erholen, sobald sie diese Grundlagen anwenden. Besonders schnell funktionierte die Erholung bei Marija-na, die mit Bandscheibenvorfall allein mit ihren drei klei-nen Söhnen in einer für sie viel zu teuren Wohnung festsaß. Vor dem Hintergrund des oben dargestellten Wissens konnte ich an jenem Abend mit den Kindern gut umgehen. Sie wa-ren in großer Sorge, dass ihre Mutter womöglich wieder ins Krankenhaus müsse. Ihre Gehirne waren in höchster Alarm-bereitschaft. Natürlich konnten die Kinder, obwohl sie tod-müde waren, unter diesen Umständen nicht schlafen. Denn Stresshormone machen hellwach und sind nicht selten die Ursache von Schlafproblemen. Die Kinder schliefen allerdings umso leichter ein, als die Gefahr für sie vorüber war und sie außerdem in unmittelbarer Nähe ihrer Mutter waren. Men-schen fühlen sich im Rudel geborgen. Daher meine Idee, rund um das Sofa ein Matratzenlager für die Kinder zu errichten.

Marijana gab ich wegen ihres Bandscheibenvorfalls meh-rere Empfehlungen.

Das Wichtigste: Ich riet ihr, voller Vertrauen davon aus-zugehen, dass sie ihr Bandscheibenproblem wieder in den

Griff bekommen kann. Das war keine Aufforderung zu positivem Denken, sondern zu einem gesunden Realismus. In diesem Fall war ich für sie das gute Beispiel. Beschwerden aufgrund eines Bandscheibenvorfalls können auch ohne Operation wieder nachlassen. Es ist unterstützend, jemanden zu finden, der die gleiche Krankheit bereits überwunden hat. Niemand kann anderen wertvolle Erfahrungen so authentisch vermitteln wie jene, die ehemals selbst betroffen und in der gleichen Situation waren.

Außerdem schärfte ich ihr ein, sich in emotionaler Hinsicht keinesfalls unnötig gehen zu lassen. Stattdessen sollte sie ihre emotionalen Belastungen mit einer gehörigen Portion Eigenliebe, aber auch Sachlichkeit genauer untersuchen: Welche Sorgen, Nöte und Ängste sind dem Bandscheibenvorfall vorausgegangen? Es ist wichtig, dass der Neocortex bei diesen Überlegungen Tante Limbisch wohlwollend begegnet. Nicht umsonst konnte Marijana sich auf einmal nicht mehr bewegen. Sie fühlte sich überfordert und dachte, alles alleine schaffen zu müssen.

In schwierigen Phasen haben Menschen nicht umsonst oft das Bedürfnis, gleichsam ihr Herz auszuschütten. Indem sie über Probleme reden, verlagern sie die Probleme ins Bewusstsein des Neocortex und entlasten Tante Limbisch. Daher riet ich Marijana, den persönlichen Kontakt zu Freunden zu suchen, um sich ihnen anzuvertrauen. Die Hilfe anderer Menschen zu suchen und anzunehmen, fällt vielen Menschen erstaunlich schwer. Auch Marijana schien mir dieses Problem zu haben. Daher mahnte ich sie, bewusst öfter Hilfe anzunehmen. Das Herzausschütten führt dazu, dass sich Menschen emotional wieder fangen, ruhiger werden und sich entspannen. Dann kann auch der Neocortex wieder aktiv werden. Marijanas Probleme waren im Neocortex besser aufgehoben, denn dieser kann Probleme sinnvoll bearbeiten. Es ist allerdings wichtig, diese Bearbeitung zügig voranzutreiben, damit das Herzausschütten nicht zum Dauerzustand einer notorischen Dramaqueen wird.

Wenn die Emotionen einigermaßen gesichtet und geordnet sind, stellt sich die Frage: Was stärkt Marijana den Rücken? Ich riet ihr, ihre Kraftressourcen zu definieren. An sich glauben, zu sich stehen, den eigenen Weg gehen. Wichtig ist, sich klar definierte Ziele zu stecken und sich für kleine erreichte Zwischenschritte und Etappensiege zu loben. Sich mehrmals wöchentlich kleine Auszeiten nehmen. Sich bewusst Gutes tun, zum Beispiel abends, wenn die Kinder schon schlafen.

Außerdem gab ich Marijana noch ein paar allgemeine Tipps zum Umgang mit Schmerzmitteln, um den Teufelskreis aus Schmerzen, reaktiver Verspannung und noch mehr Schmerzen zu unterbrechen. Ich hielt sie zu angemessener Flüssigkeitszufuhr an, weil Bandscheiben oft an Austrocknung leiden. Außerdem zeigte ich ihr einfache Übungen zur Stärkung der Rücken- und Bauchmuskulatur, die auch im Liegen auf der Couch machbar sind.

Frank erzählte mir, dass Marijana nach wenigen Wochen wieder auf den Beinen war. Sie fand einen guten Physiotherapeuten, der ihr noch weitere gute Übungen zeigte.

Es gibt viele Menschen, die unter extremen Schmerzen leiden. Schmerzen alarmieren natürlich das Reptiliengehirn und rufen in der Folge auch Tante Limbisch auf den Plan. Das Beispiel von Marijana zeigt, wie wichtig es ist, trotz aller Pein den Neocortex gezielt agieren zu lassen. Das hilft, um nach Möglichkeit schnell aus dieser schwierigen Situation herauszukommen. Gerade in Zeiten höchster Not, wo wir uns den Umständen hilflos ausgeliefert fühlen, gilt es, einen ruhigen Kopf zu bewahren, damit alle Gehirnregionen vereint die besten Lösungswege beschreiten können.

FRÜHSTÜCK MIT TIMMY

Auf ihr tiefes Seufzen antwortet ihr Hund mit einem Wackeln seiner spitzen Ohren. Mischlinge sind manchmal witzig. Dieser braune hier besonders. Mit seinen langen schlanken Beinen erinnert er an einen Steppenwolf. Die Dame, etwa Mitte sechzig, schaut ihn liebevoll an, scheinbar gedankenverloren, streichelt seinen Kopf. Mich, zwei Tische weiter und somit gleichsam am anderen Ende dieses kleinen Frühstücksraums, scheint sie gar nicht wahrzunehmen. Ganz rote Augen hat die Dame. Vielleicht ein Todesfall in der Familie, denke ich mir. Auch ihre Körperhaltung sieht ganz nach Trauer aus. Mit hängenden Schultern sitzt sie an ihrem Tisch. Vom Büfett hat sie sich nur ein kleines Stück Brot mit Wurst geholt.

Ich hingegen habe so richtig Appetit. Gestern Abend, als ich wegen der defekten Kupplung meines Autos notgedrungen hier abstieg, hätte ich nicht erwartet, dass ich in einer kleinen Frühstückspension nahe der Autobahn ein so leckeres Büfett vorfinden würde. Da liegt nicht der übliche Aufschnitt aus dem Supermarkt auf einem stählernen Tablett. Obwohl ich sonst in der Früh eher wenig esse, gönne ich mir noch eine Portion. Alles ist frisch zum Selbstabschneiden.

Mit dem Käsehobel schnitze ich mir noch ein paar Streifen von dem großen Laib Bergkäse. Dazu ein Stück von der unförmigen Biobutter und eine Scheibe von dem noch warmen Nussbrot.

Wir sind allein im Frühstücksraum, die Dame, ihr Hund und ich. Sie tätschelt ihm den Kopf und schaut dabei zum Fenster hinaus. Draußen ist es nebelig trüb, das Alpenvorland in herbstlichem Grau. Genau das Richtige zum Trübsalblasen. Sie seufzt erneut. Daraufhin taucht ihr Hund unter ihrer Hand weg, trippelt um den Sessel herum, stellt sich zwischen sie und das Fenster mitten in ihr Blickfeld und wedelt mit seinem langen Schweif.

Entzückend, wie er versucht, sie aufzumuntern.

Jetzt muss sie husten. Nicht nur einmal. Es ist ein regelrechter Anfall. Nach dem sechsten Mal frage ich mich, ob sie wohl meine Hilfe braucht. Die gute Frau hustet sich fast die Lunge aus dem Leib. Dabei kramt sie in ihrer Handtasche. Schließlich findet sie, wonach sie gesucht hat. Ein kleines Spray. Sie inhaliert zwei Hübe. Noch ein Huster, dann ist die Sache für diesmal ausgestanden. Offensichtlich eine Allergie.

Da bellt ihr Handy. Ein Bellen als Klingelton. Ihr Hund antwortet darauf mit demselben Bellen, nur wesentlich lauter. Kluge Methode, um niemals das Handy zu überhören.

Was ich daraufhin zu hören bekomme, bricht mir regelrecht das Herz. Die Dame hat eine Tierhaarallergie. Lange Zeit versuchte sie, die Allergie zu ignorieren. Bis die Anfälle schließlich so schlimm wurden, dass sie zum Arzt ging.

Er verordnete ihr eine Kortisonkur und das Kortisonspray als zusätzliche Notmaßnahme. Er sagte ihr auch, dass sie nicht umhin kommen werde, ihren Hund wegzugeben. Als sie davon am Telefon erzählt, bricht ihre Stimme. Sie kennt niemanden, der ihren Hund nehmen würde. Das gesamte Wort »Tierheim« auszusprechen, schafft sie erst beim dritten Anlauf.

Mir geht ihre Geschichte wirklich nahe. Als sie das Gespräch beendet, kann ich nicht mehr an mich halten. Ich stehe auf, gehe zu ihr und frage, ob ich mich zu ihr setzen darf. Ich erkläre ihr, dass ich Ärztin bin, und es mir nie verzeihen würde, wenn ich jetzt nichts sagte.

Sie reagiert zu meiner Erleichterung nicht abweisend, sagt mir jedoch gleich, dass sie es nicht gut fände, würde ich ihr irgendwelche falschen Hoffnungen machen. Sie konsultiere ihren Arzt nun schon seit bald drei Jahrzehnten. Mit ihm sei sie noch nie schlecht gefahren. Obwohl er ihr zu dieser harten Maßnahme geraten hat, vertraue sie ihm.

Daher ist es mit einem einfachen Rat nicht getan. Stattdessen erkläre ich ihr, wie das menschliche Immunsystem funktioniert und wie sie auf Basis dieses Wissens mit ihrer Allergie umgehen kann. Ohne dauerhaft Kortison nehmen zu müssen und ohne ihren Hund gleich wegzugeben, der mir schlussendlich als Timmy vorgestellt wird. Spätestens in diesem Moment bin ich sicher, dass sie sich meine Worte zu Herzen nimmt.

Sechs Monate später erhalte ich einen Anruf. Ich bin gerade in die Zellen unter meinem Mikroskop vertieft und kann im ersten Moment gar nicht einordnen, wer da spricht. Erst als ich Timmy im Hintergrund bellen höre, wird es mir klar. Die Dame berichtet mir, dass es anfangs wirklich schwer für sie gewesen sei, meine Ratschläge umzusetzen, aber es sei ihr immer besser gelungen. Ihre allergischen Reaktionen seien zwar noch nicht gänzlich verschwunden, hätten aber deutlich nachgelassen. Das Asthmaspray brauche sie nur noch selten. Sie könne sich gar nicht mehr vorstellen, dass sie jemals ernstlich daran gedacht habe, Timmy wegzugeben. Sie rufe mich an, um zu fragen, wie sie mir danken könne.

Mir liegt auf der Zunge, zu sagen, dass mir meine Patienten mehr als genug danken, indem sie gesund werden. Aber mir fällt noch etwas Besseres ein. Ich frage sie, ob sie etwas dagegen hätte, wenn sie und Timmy in dem Buch vorkommen, an dem ich gerade arbeite.

PSYCHONEUROIMMUNOLOGIE:
UNSER IMMUNSYSTEM DENKT MIT

Lange Zeit dachte die medizinische Wissenschaft, das Immunsystem sei eine rein körperliche Angelegenheit. Ein von Gedanken, Gefühlen und äußeren Umständen vollkommen unabhängiges System. Manche Menschen hätten eben ein besseres, andere ein weniger gutes Immunsystem.

Bis der amerikanische Psychologe Robert Ader in den 1970er-Jahren bei Versuchen mit Ratten zufällig auf einen erstaunlichen Umstand stieß: Er konnte Ratten so konditionieren, dass allein das Trinken einer Zuckerlösung messbare positive Effekte auf den Verlauf der schweren Autoimmunerkrankung Lupus erythematodes hatte. Bei dieser Erkrankung können sowohl Haut, Gelenke als auch innere Organe betroffen sein. Es kommt zu schweren Entzündungen, die durch entzündungshemmende Medikamente unterdrückt werden müssen. Sonst reichen die Folgen bis zu schweren Gelenkveränderungen und Nierenversagen.

Ader entschloss sich, mit einer Kinderärztin zusammenzuarbeiten. Gemeinsam führten sie eine Einzelfallstudie mit einem an Lupus erythematodes erkrankten Mädchen durch. Es erhielt über mehrere Wochen das Medikament Cyclophosphamid, gemeinsam mit Lebertran und Rosenduft. Und tatsächlich: Die Konditionierung funktionierte auch hier. Das Mädchen kam schließlich durch die Einnahme von Lebertran und das Riechen von Rosenduft mit der Hälfte des Medikamentes Cyclophosphamid aus. Endlich war belegt: Auch das menschliche Immunsystem lässt sich durch nichtkörperliche Faktoren beeinflussen.

Ader gilt als Begründer der Psychoneuroimmunologie. Diese junge Forschungsrichtung untersucht den Zusammenhang zwischen Immunsystem, Nervensystem und Psyche. Auch wenn die Psychosomatik bereits Zusammenhänge zwischen Psyche und Körper nachweisen konnte: Die zugrunde liegenden biochemischen Prozesse waren bislang nicht bekannt. Die Psychoneuroimmunologie schließt nun diese Wissenslücke. Sie zeigt auf, dass die Psyche über das Nervensystem ständig mit dem Immunsystem kommuniziert. Immunzellen tragen an ihrer Oberfläche Andockstellen für Botenstoffe des Nervensystems. Umgekehrt wirken die Botenstoffe der Immunabwehr auf das Nervensystem und die Psyche ein.

Inzwischen beweisen zahlreiche wissenschaftliche Veröffentlichungen, wie eng Gedanken, Emotionen und Immunsystem miteinander verknüpft sind. Ärger, Angst, Freude und Entspannung beeinflussen sowohl die Produktion der Immunbotenstoffe als auch die zelluläre Immunabwehr. Angenehme Emotionen wirken sich positiv auf das Immunsystem aus. Unangenehme Emotionen hemmen das

Immunsystem. Je intensiver die Gefühle sind, desto größer ist ihr Einfluss auf das Immunsystem. Im Guten wie im Schlechten. Psyche, Nerven- und Immunsystem sind so eng miteinander verknüpft, dass der Organismus in seiner Abwehrreaktion keinen Unterschied macht, ob der »Feind« stofflicher oder nichtstofflicher Natur ist. Egal ob Viren, Bakterien, Schadstoffe oder seelischer Stress: Das Immunsystem reagiert auf körperliche und psychische Einflüsse gleichermaßen.

Das Problem ist: Dieser Umstand ist den wenigsten Menschen bewusst. Erst die neueste Forschung hat ergeben, wie stark dieser Einfluss ist. Die meisten Menschen wären überrascht, wie sehr sie im Guten wie im Schlechten allein über das Immunsystem mit ihren Gedanken Einfluss auf ihre eigene Heilung nehmen können. Wer verstanden hat, was zwischen Immunsystem, Nervensystem und Psyche passiert, kann die Heilkraft der Gedanken nicht länger in Zweifel ziehen.

Im medizinischen Alltag bleibt es meistens noch dem Zufall überlassen, ob und wie die Menschen mit ihren Gedanken zu ihrer Gesundheit und Heilung beitragen. Damit vergeben sich die meisten Menschen wirklich erstaunliche Heilungschancen.

Daher möchte ich in diesem Kapitel mehrere Studien präsentieren. Einfach um jeglichen Zweifel auszuräumen, wie wichtig Gedanken und Gefühle für Gesundheit und Heilung sind. Wie Sie selbst mithilfe Ihrer Gedanken gezielt Einfluss auf Ihre Gesundheit und Ihre Heilung nehmen können, stelle ich im letzten Kapitel ausführlich dar.

Das Immunsystem verstehen: Sprechen wir von Selbstheilungskräften, meinen wir unser Immunsystem. Es ist die körpereigene Heilerin, für Gesundheit und Genesung von Krankheiten von zentraler Bedeutung. Im Krankheitsfall gibt es eine Vielzahl von Heilmethoden, um die Gesundheit wieder herzustellen. Durch körperliche Schonung, Medikamenteneinnahme oder mitunter auch durch Operationen wird der Genesungsprozess unterstützt.

Aber keine Maßnahme der Welt kann das Immunsystem ersetzen. Egal woran wir erkranken oder wodurch wir uns verletzen: Ohne intaktes Immunsystem ist Genesung nicht möglich. Heilmethoden stoßen den Genesungsprozess an, machen ihn oft erst möglich. Die Rückführung in einen vollkommen gesunden Zustand erledigt dann allerdings das Immunsystem.

Das Immunsystem ist vergleichbar mit einem körperinternen Notfalldienst. Polizei, Feuerwehr und Rettung in einem. Es besteht aus den weißen Blutkörperchen, den Leukozyten, sowie zahlreichen Botenstoffen. Gemeinsam patrouillieren sie im Körper und sind allzeit einsatzbereit. Das Immunsystem eliminiert alte und abgestorbene Zellen. Es entsorgt Umweltgifte und vernichtet Krankheitserreger. Bei Verletzungen organisiert es die Heilung von Wunden. Stirbt Gewebe ab, veranlasst es die Bildung von Narbengewebe. Die Kompetenzen des Immunsystems sind außerordentlich.

Ist das Ausmaß an Keimen, Schadstoffen oder anderen körperschädigenden Einflüssen zu groß, kommt es zu Entzündungen. In Entzündungsherden ist das Immunsystem besonders aktiv. In der Regel führen Entzündungen zur Lösung des Problems: Vernichtung der Keime und Abtransport der Schadstoffe.

Stress: Im Jahr 1984 gelang der weltweit erste wissenschaftliche Nachweis, dass sich Stress und soziale Isolation bereits innerhalb weniger Wochen negativ auf das Immunsystem auswirken: Die Psychiaterin Janice K. Kiecolt-Glaser untersuchte bei 75 Medizinstudenten die psychische Verfassung vor und während der jährlichen Abschlussprüfung. Die erste Blutabnahme erfolgte einen Monat vor der Klausur. Die Studenten waren entspannt und genossen ihr Studentenleben. Kiecolt-Glaser interviewte ihre Schützlinge regelmäßig, um das Ausmaß von Stress und sozialer Isolation individuell zu erheben. Je näher die Prüfungen rückten, desto nervöser wurden die Prüflinge. Sie fühlten sich zusehends isoliert: immer weniger Partys, keine Sportevents mehr und am Ende nicht mal mehr abends ausgehen. Stattdessen lernen, lernen und noch mal lernen, um den Stoff eines ganzen Jahres in den Kopf zu bekommen.

Schließlich starteten die Prüfungen. Die Studenten hatten vor lauter Aufregung den Appetit verloren, schliefen schlecht und berichteten über unkontrolliertes Schwitzen. Ihr vegetatives Nervensystem war in Alarmbereitschaft. Vermehrte Stresshormonausschüttung mit all den bekannten Folgen. Kiecolt-Glaser nahm den Studenten erneut Blut ab und untersuchte alle Blutproben im Labor. Es zeigte sich:

Bei allen Studenten hatte die Aktivität der Immunabwehr zur Prüfung hin massiv abgenommen. Je gestresster und einsamer sie sich fühlten, desto mehr Einschränkung erfuhr ihr Immunsystem.

Das war damals ein gänzlich neuer Gedanke: Nicht nur Vitamine, Ingwer und Zitrone fördern das Immunsystem. Auch ein stressfreies Leben mit regelmäßigen Sozialkontakten ist für die Immunabwehr und somit die Gesundheit wichtig.

Doch nicht nur Prüfungssituationen bedeuten für das Immunsystem eine große Belastung. Anfang der 1990er-Jahre kam es in Japan zu einer schweren Wirtschaftskrise. Damals war gerade die Studie von Yumiko Nakano im Gange: Sie maß bei hundert japanischen Taxifahrern laufend die Aktivität der Immunzellen im Blut. Als Vergleichsgruppe dienten Beamte mit fester Anstellung. Zunächst waren die Blutwerte beider Gruppen ident. Als das Geschäft der Taxifahrer jedoch aufgrund der schlechten Wirtschaftslage einbrach, wiesen sie eine signifikant reduzierte Immunkompetenz auf. An den Blutwerten der Beamten mit stabilem Einkommen hatte sich hingegen nichts geändert. Die Studie zeigte erstmals, dass auch das sozioökonomische Umfeld einen großen Einfluss auf das Immunsystem hat.

Dass die Stabilisierung der Arbeitssituation sich positiv auf das Immunsystem auswirkt, konnte die US-Amerikanerin Deborah Marriott 1994 nachweisen: Bei hundert männlichen Arbeitslosen wurde die Immunaktivität im Blut gemessen. Sie war bei den Arbeitslosen signifikant niedriger als bei Männern mit Arbeit. In Verlaufsuntersuchungen zeigte sich: Die Aktivität der Immunzellen stieg bei den arbeitslosen Probanden, die erneut Arbeit fanden, bereits innerhalb eines Monats wieder an. Bis heute ist dies eine von wenigen medizinischen Studien, die belegt, dass sich das Immunsystem relativ rasch wieder erholt, wenn ein wichtiger psychosozialer Stressfaktor wegfällt.

Was passiert im Körper bei Stress? Ältere Gehirnregionen, sprich Reptilien- und Säugetiergehirn, unterscheiden nicht, ob eine Bedrohung körperlicher oder emotionaler Natur ist. Lampenfieber oder Jobverlust nehmen die älteren Gehirnregionen genauso als Bedrohung wahr wie einen körperlichen Überfall. Es kommt zur Ausschüttung von Stresshormonen.

Der Sympathikus, der aktivierende Teil des vegetativen Nervensystems, sorgt für die Freisetzung der Stresshormone Adrenalin und Noradrenalin im Nebennierenmark. Dadurch wird der Körper in Verteidigungsbereitschaft versetzt. Herzschlag, Blutdruck und Atmung steigen. Die Muskulatur wird besser durchblutet. Die Neigung, zu schwitzen, steigt, um den Körper im Falle von Kampf oder Flucht besser kühlen zu können. Die Verdauung lässt nach. Dem Gehirn wird weniger Blut zugeführt, was unsere Fähigkeit zu komplexem Denken einschränkt. Die Selbstwahrnehmung sinkt.

Außerdem führt die Aktivierung des Hormonzentrums im Zwischenhirn zu einer vermehrten Freisetzung des Stresshormons Kortisol in der Nebennierenrinde. Kortisol steigert den Stoffwechsel und stellt Energie zur Verfügung. Es kommt zum Blutzuckeranstieg sowie zum Fett- und

Proteinabbau aus körpereigenen Depots. Dadurch stehen der Muskulatur genügend Kraftstoffe für Aktivität zur Verfügung.

Zugleich schränkt die Ausschüttung von Kortisol die Immunabwehr ein. Kortisol unterdrückt Entzündungsreaktionen. Daher hat die innere Heilerin im Stress nicht mehr viel zu melden. Der Einsatz des körperinternen Rettungsdienstes wird drastisch reduziert. Schließlich soll sich der Organismus durch Kampf, Flucht oder Verstecken zunächst einmal aus der Gefahrenzone bringen. Ist die Gefahr gebannt, lässt der Stress nach, kümmert sich das Immunsystem um die Heilung der Blessuren und Wundinfektionen. Das ist ein seit Millionen von Jahren bewährtes System.

Eine kurzfristige Unterdrückung des Immunsystems, um eine schwierige Situation zu überleben, ist eine sinnvolle Einrichtung der Natur. In der Medizin wird die Wirkung von Kortisol daher seit Jahrzehnten therapeutisch genutzt. Es ist bei ausgeprägten allergischen Reaktionen und schweren chronischen Entzündungen lebensrettend, weil es die überschießende Immunantwort unterdrückt. Nur bei Kortisongaben über einen langen Zeitraum in hoher Dosierung treten Nebenwirkungen auf: Es kann zu Knochenschwund, Gewichtszunahme, erhöhter Infektionsanfälligkeit, papierdünner Haut und Diabetes kommen.

Ähnlich verhält es sich bei psychischem Dauerstress. Eine tage-, wochen-, monate- oder gar jahrelange überhöhte stressbedingte Ausschüttung des körpereigenen Hormons Kortisol führt zu Heißhungerattacken, weil Kortisol dem Körper mehr Energie zuführen möchte. Gleichzeitig kommt es zu einer erhöhten Anfälligkeit für Infektionen, wenn körpereigenes Kortisol das Immunsystem dauerhaft einschränkt. Dadurch wird der Körper auch für andere schädigende Einflüsse anfälliger.

Mit den Jahren erschöpft sich die Stressregulation zusehends. Winzige Entzündungsherde, die zum Beispiel durch ungesunde Ernährung, degenerative Prozesse oder andere schädigende Umwelteinflüsse entstehen, können nicht mehr in Schach gehalten werden. Das schafft die Basis für chronisch entzündliche Erkrankungen aller Art.

In unserer modernen Welt ist Stress ein Massenphänomen. Kommt es zu psychischem Dauerstress, leidet das Immunsystem an zunehmender Erschöpfung. Es gerät aus dem Gleichgewicht. Die Folgen sind gehäuftes Auftreten von Infektionserkrankungen, Allergien, Autoimmunerkrankungen wie Asthma, Rheuma und Diabetes Typ 1, aber auch von Gefäßverkalkung mit den Folgeleiden Bluthochdruck, Herzinfarkt und Schlaganfall sowie Krebsleiden. Die Weltgesundheitsorganisation (WHO) trägt diesem Umstand Rechnung, indem sie chronischen Stress als eine der größten Gesundheitsgefahren des 21. Jahrhunderts bezeichnet.

Gefühle: Nicht nur Stress beeinflusst unser Immunsystem negativ. Auch langanhaltende Ängste, schwere Trauer, Liebeskummer, jahrelang unterdrückte Wut und jede Form der inneren Anspannung schränken die Funktionstüchtigkeit des Immunsystems nachhaltig ein. Ist das Gefühlsleben über längere Zeit aus dem Lot, ist es auch die innere Heilerin. Sie braucht ein ausgeglichenes Gedanken- und Gefühlsleben, um ungestört arbeiten zu können.

Ein US-amerikanisches Forscherteam rund um die bereits erwähnte Psychiaterin Kiecolt-Glaser untersuchte den Einfluss des Ehelebens auf das Immunsystem. Ehepartner, die über Eheprobleme klagten, zeigten über eine Dauer von zwei Jahren eine signifikante Abnahme der zellulären Immunabwehr. Bei Ehekonflikten war auch die Wundheilung um rund vierzig Prozent verlangsamt, wie Kiecolt-Glaser bei 42 Ehepaaren zeigen konnte. Waren die Ehepartner hingegen füreinander da und hörten einander aufmerksam und verständnisvoll zu, war die Wundheilung effektiv und verlief deutlich schneller.

Wie wichtig es ist, zu sich selbst und den eigenen Herzensanliegen zu stehen, konnte der Psychoneuroimmunologe Steve Cole in Los Angeles nachweisen. Er untersuchte über einen Zeitraum von rund zehn Jahren HIV-positive homosexuelle Männer und fand heraus: Ihr Outing wirkte sich positiv auf den Krankheitsverlauf aus. Je mehr sie zu ihrer sexuellen Orientierung standen, desto langsamer schritt die AIDS-Erkrankung voran. Diejenigen, die sich nicht outeten, zeigten hingegen größere immunologische Defizite. Sie litten stärker an den Folgen der HIV-Infektion als die Männer, die ihren Lebensstil und ihre Sexualität ihrer Umgebung gegenüber selbstbewusst vertraten.

Ängste und sonstige starke negative Gefühle rufen stets Tante Limbisch und unseren inneren Leibwächter, den Bodyguard, auf den Plan. Reptilien- und Säugetiergehirn schicken zu unserem Schutz Unmengen an Stresshormonen in den Körper. Der inneren Heilerin bleibt dann kein Raum mehr. In stressigen Phasen ist es dem Immunsystem nicht erlaubt, heilend einzugreifen. Erst wenn die Gefahr gebannt und der Stress vorüber ist, kommt der Organismus wieder zur Ruhe. Die innere Heilerin darf wieder aktiv werden.

Im Fall der an AIDS erkrankten Männer war das Outing eine Befreiung. Es war ein Sieg über die eigene Angst. Ihr Immunsystem konnte die Erkrankung daraufhin besser in Schach halten.

Wichtige Erkenntnisse aus dem Bereich der Psychoneuroimmunologie verdanken wir Christian Schubert, führender Psychoneuroimmunologe der Medizinischen Universität Innsbruck. Schubert und sein Team führten zahlreiche sogenannte integrative Einzelfallstudien durch. Sie untersuchten ihre Probandinnen jeweils in 12-Stunden-Abständen über den Verlauf von ein bis zwei Monaten. Die Testpersonen füllten Fragebögen über ihren emotionalen Zustand und andere persönliche Daten aus. Außerdem machten sie detaillierte tagebuchähnliche Notizen und sammelten in 12-Stunden-Abständen ihren gesamten Urin. Mittels Urinuntersuchung wurde zweimal täglich das Stresshormon Kortisol und Neopterin, ein Stoffwechselprodukt der Immunabwehr, gemessen. Wöchentlich erfolgten Gespräche mit den Studienleitern. Abschließend wurden die Gefühle der Probandinnen mit den Tagesereignissen und den Kortisol- und Neopterin-Werten der Urinproben in zeitlichen Zusammenhang gebracht. Dadurch konnte Schubert nachweisen, dass das Immunsystem auf Gefühle fein abgestimmt reagiert: In Abhängigkeit von der Art der erlebten täglichen Ereignisse und Gefühlsreaktionen nahm die Immunkompetenz zu oder ab. Bei emotional positiven Erlebnissen zeigten gesunde Probandinnen eine geringere Stresshormonausschüttung und eine verbesserte Immunabwehr. Bei emotional belastenden Erlebnissen war es genau umgekehrt: Die Stresshormon-Werte im Blut stiegen an, die Immunkompetenz sank und das mit einer Zeitverzögerung von bis zu sechzig Stunden.

In einem Interview äußerte Schubert, chronische Erkrankungen wie zum Beispiel Krebs seien keine rein körperlichen Phänomene. Unter emotionalem Dauerstress erschöpfe sich die Stressregulation und damit auch die Immunantwort über Jahre und Jahrzehnte. Ab einem gewissen Zeitpunkt würde schließlich zu wenig Kortisol produziert. Zu wenig Kortisol sei genauso schädlich wie zu viel. Denn kleine schmerzlose und somit unbemerkte Entzündungsherde würden dann nicht mehr eingedämmt und rückreguliert werden. Botenstoffe, die normalerweise Entzündungen fördern und für die kurzfristige Bekämpfung von Infektionen wichtig sind, könnten dann mit der Zeit unkontrollierte Entzündungen sowie auch unkontrolliertes Zellwachstum und somit Krebs fördern. Dauerstress schwäche zusätzlich die Immunzellen, wodurch die Elimination von Krebszellen schwieriger werde.

Schubert und sein Team führten eine Einzelfallstudie mit einer Brustkrebspatientin durch. Die Patientin hatte sich erfolgreich einer onkologischen Therapie unterzogen. Der Tumor war nicht mehr nachweisbar, doch die Patientin war erschöpft und depressiv. Sie versuchte, mittels einer Psychotherapie zu einer guten Lebensqualität zurückzufinden. Darüber hinaus hielt sie nach weiteren Behandlungen aus dem komplementär- und alternativmedizinischen Spektrum Ausschau. Neben energetischem Heilen, Singen und Physiotherapie probierte sie es mit Tai Chi, einer meditativen Bewegungslehre aus dem alten China, und Jin Shin Jyutsu, einer Form der japanischen Heilkunst.

Die Forscher untersuchten die immunologischen Effekte dieser beinahe täglich durchgeführten Selbstheilungsversuche im Rahmen der Einzelfallstudie. Jedes Mal, wenn die Patientin solche Methoden anwandte, kam es bis zu 84 Stunden nach der Behandlung zur Reduktion von Entzündungswerten im Harn. Auch verringerten sich ihre Erschöpfungsneigung und die negativen Gefühle. Da Erschöpfung, Depression und Entzündung die Überlebenswahrscheinlichkeit bei Krebs einschränken, lässt sich annehmen, dass die regelmäßige Durchführung dieser Techniken wesentlich zu ihrem Überleben beitrug. Sie konnte ihre Selbstheilungskräfte somit erfolgreich aktivieren.

Impfungen, Medikamente und Operationen: Sogar die Wirkung von Medikamenten hängt mit unserer psychischen Verfassung zusammen. Ein britisches Forscherteam um Kieran Ayling testete eine Gruppe von 138 Personen im Alter zwischen 65 und 85 Jahren. Das Problem: Die Wirkung der

Impfung gegen Grippe schwankt sehr stark. Manche Menschen erkranken trotz der Impfung. Daher untersuchten die Forscher unterschiedliche potentielle Einflussfaktoren auf die Wirksamkeit einer Grippeimpfung. Ausreichenden Schlaf, gesunde Ernährung und gute Stimmung. Ergebnis: Menschen, die am Tag einer Grippeimpfung ausreichend schliefen und sich gesund ernährten, sprachen deswegen nicht besser auf die Impfung an. Auch eine gute Gemütsverfassung in den Wochen vor der Impfung spielte keine Rolle. Entscheidend war allein die Stimmung am Tag der Impfung. Bei guter Stimmung zum Zeitpunkt der Impfung erhöhte sich die Chance auf die Wirksamkeit der Impfung signifikant.

In einer anderen Studie untersuchte Ulrike Bingel, Neurologin am Universitätsklinikum Essen, die Wirksamkeit von Schmerzmitteln. Sie kam zu folgenden überraschenden Ergebnissen: Wenn ihre Versuchspersonen nicht wussten, dass sie ein Schmerzmittel bekamen, wirkte es nur wenig. Erhielten ihre Patienten ein Schmerzmittel zugleich mit der Information, kein Schmerzmittel erhalten zu haben, wirkte es de facto gar nicht. Wenn Bingel ihnen während der Schmerzmittelverabreichung aber erklärte, dass sie gerade ein Schmerzmittel bekämen, war die Wirkung ausgezeichnet.

Diese Studien machen bewusst, wie groß der Einfluss der Psyche auf die Wirksamkeit einer Therapie ist und wie bedeutsam Beziehung, Kommunikation und Vertrauen zwischen Ärzten und Patienten für eine erfolgreiche Therapie sind.

Diese Studien erklären auch, warum der Glaube an ein Medikament Wirkung zeigt, selbst wenn es gar keinen adäquaten Wirkstoff enthält, wie im Fall von Placebos. Eine Studie von Karin Meissner und Kollegen aus dem Jahr 2012 zeigte, dass 88 Prozent der bayerischen Hausärzte zumindest schon einmal ein Placebo verabreicht haben. Durchschnittlich verabreichen sie es fünfmal pro Jahr. Der Hauptgrund für den Einsatz von Placebos ist für sie die Hoffnung auf eine psychologische Wirkung. Placebos sind in der Lage, die Selbstheilungskräfte zu aktivieren. Der Glaube an die Wirkung eines Medikaments aktiviert das Immunsystem. Nicht das Scheinmedikament heilt, sondern die innere Einstellung. Placebos sind ein schöner Beleg dafür, dass Gedanken über die Aktivierung des Immunsystems Heilkraft besitzen.

Was für Medikamente gilt, gilt auch für Operationen: Die amerikanische Psychiaterin und Psychologin Patricia H. Rosenberger von der Yale Universität fasste 2006 die Ergebnisse mehrerer psychoneuroimmunologischer Studien zusammen. Sie alle belegen, dass große Ängste und Sorgen vor einer Operation zu längeren Krankenhausaufenthalten und mehr Medikamenteneinnahmen führen. Komplikationen nach Operationen und eine schlechtere Wundheilung waren bei ängstlichen Patienten häufiger. Die psychische Verfassung der Patienten hatte einen größeren Einfluss auf das Ergebnis der Operation als die Schwierigkeit der Operation selbst. Neben der Expertise des Operateurs war für eine gelungene Operation auch die innere Gelassenheit und Zuversicht der Patienten von großer Bedeutung.

Entscheidend ist die innere Einstellung: Stress wirkt unterschiedlich auf das Immunsystem, je nachdem, welche Einstellung wir zur Stresssituation haben. Mütter, die über viele Jahre chronisch kranke Kinder aufziehen, sind dadurch nachweislich sehr belastet. Die Situation schlägt sich auf ihr Immunsystem und bewirkt einen bis zu 15-fach beschleunigten Alterungsprozess. Das ergaben Studien der US-amerikanischen Psychiaterin Elissa Epel aus dem Jahr 2004, als sie in einer Langzeitstudie rund sechzig Mütter untersuchte. 21 Mütter pflegten ein krankes Kind, die übrigen Mütter dienten als Kontrollgruppe. Die Einschränkung des Immunsystems und das Ausmaß des vorzeitigen Alterungsprozesses hingen davon ab, wie sehr sich die Mütter dabei subjektiv gestresst fühlten. Je lockerer und entspannter die Mütter die Situation nahmen, desto weniger war ihr Immunsystem durch die Belastung beeinträchtigt. Allein mit unserer inneren Einstellung können wir also positiv oder negativ auf unsere Gesundheit wirken.

Emotionaler Rückhalt: Wichtig für die gute Immunkompetenz ist auch emotionaler Rückhalt. Das ergab eine US-amerikanische Studie an über 300 Probanden von Shu-Sha A. Guan im Jahr 2016. Heranreifende Menschen sind ausgeglichener und neigen weniger zu depressiver Verstimmung, wenn ihre Eltern hinter ihnen stehen. Das zeigte sich auch an niedrigeren Entzündungsparametern im Blut. Das bedeutet: Auch wenn sich junge Menschen gerne in Abenteuer stürzen und in ihrem Unabhängigkeitsdrang meinen, die Familie nicht mehr zu brauchen: Der sichere Familienhafen dient als Quelle für eine gute Gesundheit. Gute Freunde bewirken hingegen laut dieser Studie keinen signifikanten Einfluss auf das Immunsystem der Probanden. Das heißt: Selbst enge Freunde können einen gegebenenfalls fehlenden Rückhalt durch das Elternhaus nicht wettmachen, so die Ergebnisse der Studie.

Sinn im Leben: Auch unsere allgemeine Lebenseinstellung wirkt auf das Immunsystem. Eine hedonistische Einstellung schadet der Gesundheit. Wenn sich Menschen nur durch kurzfristig herbeigeführte Hochstimmung befriedigen, etwa durch Süßigkeiten oder andere Snacks, durch Alkohol, Einkaufsrausch, schnellen Sex oder jede andere Form der oberflächlichen Ablenkung, wirkt sich das negativ auf das Immunsystem aus. Laut dem US-amerikanischen Psychoneuroimmunologen Steven Cole werde damit eine unverlässliche Form von Glück erzeugt. Das Immunsystem bewertet solche kurzfristigen materiellen Freuden überraschenderweise wie eine stressige Situation.

Ganz anders hingegen verhält es sich bei allen Erfahrungen, die auf einer tieferen Ebene befriedigend sind, wie zum Beispiel bei sozialem Engagement, bei Freuden an Kunst oder Kultur. Sie fördern das Immunsystem und somit die Gesundheit nachhaltig, wie Cole mit seiner Kollegin Barbara L. Fredrickson an achtzig Probanden herausfand.

Cole war von den Ergebnissen der Studie selbst überrascht. Es veranlasste ihn, sein Leben grundlegend zu verändern. Vor der Studie verbrachte er seine Zeit mehrheitlich damit, unangenehme Lebenssituationen zu vermeiden. Seit ihm durch die Studienergebnisse klar wurde, wie wichtig es ist, dem eigenen Leben einen Sinn zu geben, konzentrierte er sich darauf, was er aus seinem Leben machen wollte. Nachzulesen in einem Artikel über Psychoneuroimmunologie im weltweit angesehensten naturwissenschaftlichen Fachmagazin »Nature«, erschienen 2013.

Entspannung: Menschen, die regelmäßig zur Ruhe kommen, zum Beispiel durch Meditation, haben eine verbesserte Immunabwehr und altern langsamer. Fördernd für gute Selbstheilungskräfte sind außerdem achtsamer und liebevoller Umgang mit sich selbst und anderen. Auch das eigene Leben im Griff zu haben und einen Sinn darin zu sehen, wirkt sich positiv auf die Gesundheit aus. So die Erkenntnisse der Neurowissenschaftlerin Tonya L. Jacobs und deren Kollegen. 2011 untersuchten sie dreißig Teilnehmer an einem buddhistischen Retreat. Als Kontrollgruppe dienten dreißig Probanden, die auf der Warteliste für den Retreat standen.

Stress ist nur dann ungesund, wenn er dauerhaft ist. Wechseln Anspannung und Entspannung einander ab, kann der Körper mit Stress gut umgehen. Die älteren Gehirnabschnitte sind seit Millionen von Jahren auf diese Art von Leben ausgerichtet.

Dabei entscheidet nicht die Quantität der Ruhephasen, sondern die Qualität. Auch kurze Erholungsphasen können effektiv sein, wenn die Entspannung tief genug ist.

Stressbedingte gesundheitliche Probleme könnten wir daher mit wenig Aufwand weitgehend ausschalten. Das Hauptproblem ist, dass wir Stress zum Dauerstress werden lassen. Um gesundheitsschädlichen chronischen Stress zu vermeiden, bräuchten wir nur ein paar Momente tiefer Entspannung dazwischenzuschalten.

Die meisten Menschen leiden an ihrem Unvermögen, regelmäßig tief loszulassen. Das Fehlen von tiefen Ruhephasen und Momenten innerer Beglückung ist das, was krank macht. Nicht der Stress an sich. Herausfordernde Lebensphasen gehören zum Leben wie Essen, Trinken und Schlafen. Der Mensch wächst und reift daran. Erholungs- und Entspannungspausen gehören ebenso dazu. Fehlen sie, wirkt sich das fatal auf die Gesundheit und auch auf die Lebensdauer aus.

Neocortex und Thali können dafür Sorge tragen, dass der Parasympathikus immer wieder zum Zug kommt. Der Parasympathikus ist der beste Freund der inneren Heilerin. Er schafft Ruhe, Frieden und Erholung. Bewusste Entspannung ist wie sanfte Medizin.

Allerdings sollte es echte Entspannung sein. Kontraproduktiv ist es, kurzfristig das Belohnungszentrum zu aktivieren. Es sitzt im Säugetiergehirn und ist eine weitere Domäne von Tante Limbisch. Sie giert danach, dass ein paar Glückshormone im Belohnungszentrum andocken. Das lässt uns kurzfristig alles Leid vergessen. Mit einer großen Portion Snacks vor dem Fernseher zu landen, ist kurzfristig gesehen sehr angenehm. Aber leider aktiviert es weder den Parasympathikus noch kurbelt es die Immunabwehr an. Es ist mehr eine Kombination von Energieschub und Betäubung, die uns den gegenwärtigen Stress kurzzeitig vergessen lässt.

Auch dieser Mechanismus in unserem Gehirn ist eine Erfindung aus der Urzeit. Durch den zusätzlichen Energieschub mitsamt der Stressbetäubung haben unsere Vorfahren bei der Flucht oder im Kampfesrausch weniger Schmerzen empfunden und waren mutiger. Allerdings wurde dieser Mechanismus damals nicht durch Snacks vom Brombeerstrauch auf dem Hügel mit Fernblick ausgelöst. Es war vielmehr langanhaltende Anstrengung, die zu einer Ausschüttung der Glückshormone führte. Das kennen heute alle, die einen Ausdauersport betreiben. Die ausgeschütteten Glückshormone lassen den menschlichen Organismus kleine Wehwehchen vergessen und motivieren zum Weiterlaufen oder Weiterkämpfen.

Wenn wir dem Körper kurzfristig vergleichbare Glückshormone durch Schokolade, ein gutes Essen, einen Schnäppchenkauf oder all die anderen kleinen materiellen Freuden zuführen, ohne gleichzeitig Stresshormone durch körperliche Anstrengung abzubauen, können die Glückshormone keine Entspannung einleiten. Wir sind in solchen Momenten biochemisch gesehen voll im Stress. Bei kurzfristigem, vorübergehendem Vergnügen findet kein Stressabbau statt, somit auch keine tiefgreifende körperliche Regeneration. Der anhaltende Stress behindert die Heilerin nach wie vor bei der Arbeit.

Für die effektive Aktivierung des Parasympathikus gibt es eine Vielzahl an Möglichkeiten – je nach persönlicher Vorliebe. Wichtig ist es, nach den tiefen Freuden Ausschau zu halten: Was erfüllt das Herz? Was bringt Liebe ins Leben? Was sind Quellen von Ruhe, Frieden und Entspannung? Jeder möge diese Fragen für sich persönlich beantworten. Es gibt kein Richtig und kein Falsch. Neben körperlicher Ruhe können es freudvolle Tätigkeiten aller Art sein: malen, schreiben, musizieren, schauspielern, tanzen, lesen, etwas planen, strukturieren oder erfinden. Oder soziales Engagement. All das möglichst ohne Zeitdruck. Sich in solchen Tätigkeiten zu verlieren, fördert die innere Heilerin, gibt ihr Raum und neue Möglichkeiten.

Entspannung ist möglich, wenn Leibwächter und Tante Limbisch befriedet sind. Dazu braucht es immer wieder einmal die klaren Ansagen des Neocortex. Was ist gefährlich, was nicht? Das wenigste ist heute körperlich bedrohlich. Emotionale Bedrohungen gibt es hingegen viele. Es ist Aufgabe des Neocortex, diese herauszufiltern und ihnen entschlossen entgegenzutreten. Gemeinsam mit Thali kann er klare Verhältnisse schaffen: Bis hierher und nicht weiter. Der Neocortex kann für wirklich sichere Ruheoasen sorgen.

Oftmals ist der Umgang mit unseren Gefühlen allerdings gar nicht so einfach. Mitunter ziehen sich emotionale Dramen jahrzehntelang durch unser Leben. Wir haben uns so sehr daran gewöhnt, dass wir sie als normal erachten. Schuld an den Dramen sind natürlich immer die anderen. Ist die eigene Stressregulation jedoch ausgeglichen, können uns Ärger und verbale oder psychische Angriffe seitens anderer Menschen nicht mehr so viel anhaben. Wir nehmen es nicht mehr persönlich. Andere Menschen können uns nicht mehr so leicht in Mitleidenschaft ziehen. Vielmehr können wir empathisch mit anderen mitfühlen.

Das Abstandnehmen von emotionalen Dramen ist gesund und lässt sich lernen. Es ist wichtig, keine Scheu zu haben, für diesen Lernprozess auch Hilfe in Anspruch zu nehmen. Sei es von Freunden, Therapeuten und Coaches.

Emotionale Entspannung beginnt im Kopf mit einem festen Entschluss. Als nächsten Schritt braucht es die Bereitschaft, sich vorübergehend auch einmal unangenehmen Gefühlen zu stellen, damit längerfristig gesehen Frieden einkehren kann. Dieser innere Frieden ist eine gute Basis für ein gesundes Leben.

Kommen wir zum Abschluss dieses Kapitels zurück zu der Dame, die aufgrund ihres Asthmas beinahe ihren Hund Timmy ins Tierheim gegeben hätte. Ich erklärte ihr in Grundzügen die Funktionsweise unseres Immunsystems. Die Dame war nämlich darauf eingestellt, schicksalsergeben hinzunehmen, dass sie ein Leben lang an der Tierhaarallergie leiden werde. Dabei belegen neue wissenschaftliche Erkenntnisse, dass Allergien auch wieder vergehen können.

Einer Allergie liegt ein Ungleichgewicht im Immunsystem zugrunde. Betroffen ist eine Untergruppe der weißen Blutkörperchen, die Helferzellen, die zu stark auf bestimmte Stoffe reagieren. Seelische Belastungen verstärken dieses Ungleichgewicht. Ruhe, Entspannung und Stressreduktion wirken hingegen ausgleichend. Ein geliebtes Haustier fördert prinzipiell die Ausgeglichenheit, ein Hund zudem die Bewegung an der frischen Luft. Für alleinstehende ältere Menschen wird der Hund oft zum Anknüpfungspunkt für Sozialkontakte und hilft gegen soziale Isolation. Daher wirkt ein Hund an sich gesundheitsfördernd.

Diese gesundheitsfördernden Wirkungen bleiben bestehen, auch wenn der Hund allergische Reaktionen auslöst. Auslöser einer Tierhaarallergie sind nicht die Tierhaare selbst, sondern eiweißhaltige Bestandteile von Speichel, Schweiß, Talg oder Urin, die sich an Tierhaare heften und von den Haaren in die Luft gewirbelt werden. Meistens sind Allergien gegen Hunde nicht so schlimm wie bei Katzen oder Meerschweinchen. Daher war es jedenfalls den Versuch wert, Timmy zunächst zu behalten. Einen speziellen Staubsauger für Tierhaare hatte die Dame schon. Aber Staubsauger blasen feinste Partikel wiederum in die Atemluft. Daher empfahl ich ihr, sich auch einen Luftreiniger anzuschaffen, der Allergene aus der Luft filtert. Dass das Schlafzimmer unbedingt frei von Allergenen und somit von Timmy sein sollte, war ihr bereits klar.

Wenn die Dame Timmy ins Tierheim gebracht hätte, wäre sie zwar die unmittelbare Quelle ihrer Asthmaanfälle losgeworden. Aber die Ursache für ihre Allergie hätte sie damit nicht beseitigt. Die Dame hatte Timmy und davor andere Hunde bereits seit vielen Jahren. Die Allergie kam also bestimmt nicht wegen Timmy. Im Gespräch fanden wir heraus, dass die Allergie in zeitlicher Verbindung mit dem Ausstieg aus ihrem aktiven Berufsleben aufgetreten war. Daher empfahl ich der Dame, die ich ja nur auf der Durchreise kennenlernte, sich mit diesem Ausstieg bewusst zu beschäftigen und etwaigen Belastungen nachzuspüren, die diese große Veränderung in ihrem Leben bewirkten. Etwa in Gesprächen mit Vertrauenspersonen oder auch in einer psychologischen Beratung.

Mit meiner Vermutung, dass der Ruhestand die Dame bedrückte, hatte ich jedenfalls recht. Sie erzählte mir, wie sehr es sie kränke, dass sie 45 Jahre lang hart gearbeitet hat und im Ruhestand dennoch kaum genug Geld habe, um sich ihr Leben zu finanzieren. Außerdem vermisse sie den regelmäßigen Kontakt zu ihren Arbeitskolleginnen. Vielleicht trat die Allergie auch deswegen auf, weil sie mehr Zeit mit ihrem Hund verbrachte und deswegen täglich über einen längeren Zeitraum den Allergenen ausgesetzt war. So oder so: Wichtig war es für sie, sich mit ihrer seelischen Befindlichkeit auseinanderzusetzen. Ich riet ihr, daran zu arbeiten, die Rente bewusst zu genießen, neue Sozialkontakte zu knüpfen und sich bei diesem Prozess nur kleine Ziele zu stecken. Die Aussicht, Timmy womöglich behalten zu können, war wohl ein großer Ansporn.

HERZENSLEID

Für einen Weinbauern gehört Alkoholkonsum zum Beruf. Aber Klaus trinkt definitiv zu viel. Irgendetwas stimmt mit ihm nicht. Wir waren die ersten Gäste auf dieser Gartenparty. Anfangs war er mir gegenüber sehr schüchtern, aber voller Herzenswärme, irgendwie rührig. Erst später kamen mehr Gäste. Da flüchtete er auf die Holzbank vor dem Schuppen. Ich wollte ihn nicht alleine sitzen lassen und folgte ihm. Dafür belohnt er mich seither mit tragikomischen Erzählungen über die Katastrophen im Leben eines Bioweinbauern. Nach Überwindung seiner anfänglichen Schüchternheit entpuppt er sich als begnadeter Erzähler. Die Episode über die Schneckenplage in der vorletzten Saison bildet den vorläufigen Höhepunkt. Wochenlang seien sein Bruder Jakob und er damals durch den Weingarten auf und ab marschiert und hätten Schnecken in die Bottiche auf ihren Rücken geworfen. Mit seinen massigen schwieligen Händen macht er die Bewegung nach, wie er die glitschigen hungrigen Biester von seinen Reben pflückte und angewidert über seine Schulter warf.

Angesichts dieser theatralischen Darbietung muss ich lachen.

Seine Erzählung will er mit einem weiteren Glas Wein beschließen. Aber aus der dritten Flasche kommt nichts mehr. »Leer«, kommentiert er mit leichtem Zungenschlag. Er stemmt seinen massiven Körper von der Bank. »Ich besorge uns Nachschub.«

Das ist an diesem heißen Sommerabend meine erste Chance, ihn zumindest vorübergehend vom Alkohol fernzuhalten. »Da komme ich extra zu Ihnen und jetzt lassen Sie mich alleine?«, frage ich ihn mit gespielter Entrüstung.

Er steht unschlüssig da. Mir in die Augen zu schauen, vermeidet er immer noch.

Mit einer einladenden Geste deute ich auf den Platz neben mir. »Bitte. Erzählen Sie weiter.«

Seine Miene wird nachdenklich. »Was im letzten Sommer war, wollen Sie aber lieber nicht wissen.«

»Doch bitte, unbedingt.« Ich nicke entschieden.

Er zuckt die Achseln und lässt sich wieder neben mir nieder. »Sie haben es so gewollt.« Diesmal ist es der viele Regen, der ihm und seinem Bruder Jakob das Leben schwer macht. Vor meinem geistigen Auge sehe ich ihn, wie er mit von nasser Erde schweren Stiefeln einen der umliegenden malerischen Hügel hinaufstapft. »Und da ist es passiert.« Mit einem Mal ist sein Gesichtsausdruck starr. »Ich höre Jakob aufschreien. Dann war einen Moment lang nichts«, erzählt er mit einem leichten Beben in der Stimme. »Und kurz darauf höre ich sein gepresstes Stöhnen. Da war mir sofort klar, was los ist. Bei unserem Vater war es auch ein Herzinfarkt.« Klaus greift zur leeren Weinflasche und will sich nachschenken. Einen Moment schaut er ins Leere, hält die Flasche über seinem Glas. Bis er wieder bemerkt, dass nichts mehr aus der Flasche kommt. Er ist wirklich schon angetrunken. »Ich laufe natürlich sofort zu ihm«, fährt er fort, »und telefoniere schon währenddessen mit dem Rettungsdienst. Da liegt mein Bruder im Lehm und stöhnt. Ganz zusammengekrampft. Die Fäuste gegen die Brust gepresst. Ich, völlig leer im Kopf, knie mich hin und presse auch meine Fäuste gegen sein Herz, damit es nicht zerspringt.«

Dass das Herz von Klaus jetzt heftig schlägt, kann ich an seinem Kopf sehen, der schlagartig rot wird.

»Das waren die längsten Minuten meines Lebens«, meint er. »Ich konnte nur pressen und beten, dass Jakob nicht mit dem Stöhnen aufhört. Zum Glück war unter den Rettungsleuten einer aus unserem Ort. Deswegen haben sie uns schnell gefunden.« Klaus wischt sich den Schweiß von der Stirn. »Na ja«, unvermittelt lächelt er unsicher. »Für Sie als Ärztin sind solche Geschichten wahrscheinlich nichts Besonderes.«

»Zum Glück schon«, antworte ich ehrlich erleichtert. »Wie ging es mit Ihrem Bruder weiter?«

Klaus zuckt die Achseln. »Krankenhaus. Herzkatheter. Jetzt hat er einen Stent.« Sein Zeigefinger deutet auf die Stelle über seinem Herzen.

»Und was war mit Ihnen?«

»Mit mir?«, fragt er erstaunt. »Mit mir war gar nichts. Außer dass die ganze Regenernte allein mein Vergnügen war.« Wieder stemmt er sich von der Bank hoch. »Jetzt brauche ich Wein.«

Diesmal muss ich wohl deutlicher werden. »Glauben Sie nicht, dass Sie schon genug getrunken haben?«

»Wein ist doch gut für die Blutgefäße. Bei meiner genetischen Veranlagung das Beste, was ich für meine Gesundheit tun kann.« Dann geht er mit erstaunlich sicheren Schritten ins Haus.

Er lässt mich ratlos zurück. Die Ausrede, dass Wein gut für die Blutgefäße sei, verwendet er bestimmt öfter. Offenbar ist ihm bewusst, dass der übermäßige Weinkonsum seinem Körper schadet. Sicher bin ich nicht die Erste, die ihn deswegen warnt. Wahrscheinlich weiß er auch von der Gefahr einer schweren Leberschädigung. Davon wissen meiner Erfahrung nach so gut wie alle Menschen, die dem Alkohol übermäßig zusprechen.

Als er mit zwei Flaschen und einem Korkenzieher zurückkommt, spreche ich ihn offen darauf an. »Ich verstehe Sie einfach nicht. Wollen Sie sich zu Tode trinken?«

Er zuckt die Achseln. »Früher oder später bekomme ich ohnehin einen Herzinfarkt. Ich habe schon das Stechen in der Brust. Angina pectoris. So hat es auch bei meinem Vater und bei meinem Bruder begonnen. Ob es mich ein paar Monate früher oder später erwischt, ist doch egal. Ich habe schlechte Gene. Ende der Geschichte.«

In diesem Moment begreife ich endlich, was mit ihm los ist. Er hat Angst. Den Schock durch den Infarkt seines Bruders verdrängt er mit todesverachtendem Alkoholkonsum. Denn er ist ein Mann und darf keine Angst zeigen.

Er macht sich daran, die Flasche zu öffnen.

»An Ihrer Stelle hätte ich Angst«, sage ich ihm. »Angst, dass es mir so geht wie Ihrem Bruder und dass niemand da ist, um den Rettungsdienst zu rufen.«

Er hält inne.

»Ich denke mir, dass Sie besonders viel Mut brauchen«, fahre ich gleich fort, um nicht beim negativen Bild stehenzubleiben. »Daher möchte ich Ihnen, wenn Sie erlauben, etwas geben, was Ihren Mut stärken kann. Und zwar Wissen. Sie gehen davon aus, dass Sie unweigerlich auf den Herzinfarkt zusteuern – wegen angeblich schlechter Gene. Das ist Stand der Wissenschaft vom vorigen Jahrhundert, also völlig veraltet. Soll ich Ihnen verraten, was sich seit der Entschlüsselung des menschlichen Erbgutes in der Genforschung getan hat?«

Ich ernte ein kaum wahrnehmbares Nicken.

Es wird ein längeres Referat. Anfangs zweifle ich daran, dass er überhaupt kognitiv aufnahmefähig ist. Immerhin hat er drei Flaschen Wein intus. Irgendwann überrascht er mich mit Rückfragen. Spätestens ab diesem Zeitpunkt bin ich sicher, dass ich seine volle Aufmerksamkeit habe. Die Weinflasche bleibt die ganze Zeit unberührt. »Vor diesem Hintergrund«, beschließe ich meine Ausführungen, »erscheint der Glaube an die Macht der Gene doch wie ein mittelalterlicher Aberglaube, oder nicht?«

Klaus kratzt sich nachdenklich mit dem Korkenzieher am Kinn. »Sie meinen also, ich habe tatsächlich eine Chance.« Er wendet sich mir zu.

In diesem Moment sehe ich ein Flackern in seinen Augen. Mir wird bewusst, dass er mir erstmals in die Augen schaut. Ich halte seinen Blick und nicke. »Und jetzt hätte ich gerne, dass Sie die Flasche aufmachen.«

Der Ernst in seinem Blick verwandelt sich in Erstaunen.

»Ja. Ich möchte mit Ihnen anstoßen«, bekräftige ich. »Auf das Leben!«

EPIGENETIK:
WIE WIR MIT GEDANKEN UNSERE
GENREGULATION BEEINFLUSSEN

Die meisten Menschen denken, dass für die wirklich schweren Krankheiten die Gene verantwortlich sind. Daher sind Krankheiten für die Mehrheit der Menschen immer noch zu einem großen Teil vom Schicksal bestimmt. Wer schlechte Gene hat, hat eben Pech gehabt. Das führt zu einem fatalistischen Denken bezüglich der eigenen Gesundheit. Im Grunde können wir doch gegen die Macht der Gene nicht ankämpfen. Oder doch?

Die meisten Menschen denken heute wie die Wissenschaft am Ende des 20. Jahrhunderts. Das ist im Grunde ganz normal. Bis sich neue wissenschaftliche Erkenntnisse herumsprechen, dauert es eine Zeit. Zudem verliefen die Entwicklungen rund um die Erforschung unserer Gene in den letzten Jahrzehnten besonders rasant. Heute wissen wir, dass die Gene für unser Schicksal weniger relevant sind, als wir dachten. Etwas anderes, das wir mit dem entsprechenden Bewusstsein beeinflussen können, gewinnt stattdessen an Bedeutung.

Doch der Reihe nach:

1953 entdeckten die Forscher und Nobelpreisträger James Watson und Francis Crick den Aufbau der Gene. Sie sind im Zellkern jeder Körperzelle zu finden und bestehen aus Desoxyribonukleinsäure, kurz DNA, weil Säure auf Englisch »acid« heißt. Die DNA hat die Form einer Doppelhelix, einer in sich gedrehten Strickleiter. Die Sprossen der Strickleiter bestehen aus vier verschiedenen Molekülen, die jeweils paarweise angeordnet sind. Entweder beinhalten sie die Basen Adenin und Thymin oder Cytosin und Guanin. Die Abfolge der Basen entspricht dem genetischen Code eines jeden Lebewesens.

Die US-Amerikaner riefen daraufhin das »Human Genome Project« ins Leben, um den Code der menschlichen DNA herauszufinden.

Viele schwere Krankheiten treten familiär gehäuft auf. Der Verdacht lag nahe, dass sie genetischen Ursprungs sind. Die Erwartungen waren daher groß. Mit der Entschlüsselung des genetischen Codes war die Hoffnung auf ein gesundes langes Leben verbunden, frei von Krankheiten, Leid und Schmerz.

Im Juni 2000 war es schließlich so weit. Der damalige US-amerikanische Präsident Bill Clinton verkündete die Sensation: Der genetische Code des Menschen war entschlüsselt. Er besteht aus rund drei Milliarden Basenpaaren. Ein Gen ist ein Abschnitt auf der DNA, also eine lange Kette von Basenpaaren. In der Abfolge der Basen ist die Information gespeichert, die für die Bildung eines bestimmten Eiweißmoleküls im Körper notwendig ist.

Dem Jubel über den geknackten DNA-Code folgte eine Ernüchterung. Ursprünglich dachten die Wissenschaftler, der Mensch müsse zumindest 100.000 verschiedene Gene aufweisen. Wie sonst sollte der Mensch seiner im Vergleich zu Pflanzen und Tieren hoch entwickelten Natur gerecht werden? Doch weit gefehlt: Menschen verfügen über nicht einmal 20.000 Gene. Um 1.200 Gene weniger als die Maus. Menschen haben nur halb so viele Gene wie der Weizen. Mit den nächsten Verwandten, den Schimpansen, haben wir 98,7 Prozent idente Gene. Wie passt das zusammen? Wie konnte sich der Mensch so hoch entwickeln, obwohl er mit weniger Genen auskommt als manche Tier- und viele Pflanzenarten?

Die nächste Überraschung: Zwar konnten die Forscher etliche Erbkrankheiten finden, die auf einem Fehler im genetischen Code beruhen. Allerdings sind sie allesamt zum Glück sehr selten. Häufige Leiden wie Bluthochdruck, Allergien, Rheuma, Demenz, Parkinson oder Krebserkrankungen konnte die Forschung wider Erwarten nicht mit bestimmten Genveränderungen in Verbindung bringen. Die Forscher fanden lediglich Genkonstellationen, die bestimmte Erkrankungen begünstigten.

Es kam noch dicker. Die Forschung fand heraus: Nur etwas mehr als ein Prozent unserer DNA dient unmittelbar als Bauplan für unseren Körper. Ein Prozent! Wie ist es möglich, dass Menschen dennoch eine solche Vielzahl an körperlichen und geistigen Fertigkeiten aufweisen?

Die Wissenschaftler bezeichneten die übrigen 99 Prozent der DNA in ihrer Unwissenheit zunächst als »Junk-« also

»Schrott-DNA«. Genauso unnötig erschienen die vielen Moleküle, die im Zellkern um die DNA herumschwirren. Das war zu der Zeit, als ich selbst an der Medizinischen Universität Wien meine Pathologie-Facharztausbildung machte. Einer meiner Kollegen isolierte aus Zellen die DNA, um sie zu untersuchen. Ich kann mich noch gut erinnern: Er wunderte sich über eine Unmenge an Eiweißen, die gemeinsam mit der DNA nachweisbar waren. Ihnen wurde damals keine Bedeutung beigemessen. Das sei Junk, erklärte mir mein Kollege.

Die Genetiker waren enttäuscht. Offenbar spielten Erziehung, Lebensstil und Umwelt doch eine den Genen übergeordnete Rolle. Weit verbreitete chronische Erkrankungen ließen sich jedenfalls nicht mit einer Änderung im Erbgut in Zusammenhang bringen. Sollte der britische Genetiker Conrad Hal Waddington doch recht behalten? Er prägte in den 1990er-Jahren als Erster den Begriff der Epigenetik. Epigenetik bedeutet »zu den Genen hinzugefügt«. Er ging davon aus, dass die Gene im Laufe des Lebens durch Erfahrungen geprägt werden.

Bereits im 18. Jahrhundert fiel dem schwedischen Naturforscher Carl von Linné auf, dass das Echte Leinkraut mitunter eine andere Blütenform hervorbrachte. Die Blütenvariante namens Peloria trat dann auch bei nachfolgenden Pflanzengenerationen auf, vererbte sich also. Im 20. Jahrhundert dachten die Biologen, eine Veränderung im Erbgut sei der Grund dafür. Das Erstaunen war groß, als die DNA des Echten Leinkrauts und der Variante Peloria entschlüsselt wurde. Beide Pflanzenvarianten wiesen trotz unterschiedlicher Blüten genau die gleichen Gene auf. Das Merkmal wurde dennoch an die nächste Pflanzengeneration weitervererbt. Wie konnte das sein?

1999 wurde das Rätsel von der britischen Naturwissenschaftlerin Pilar Cubas und ihren Kollegen endlich gelöst. Sie fanden heraus, dass ein Gen bei der Blütenvariante inaktiv, das heißt stumm geschaltet worden war. Dadurch entwickelte sich eine andere Blütenform, obwohl keine Genveränderung vorlag. Es war nicht das Gen selbst für die Vererbung des Merkmals ausschlaggebend, sondern dessen Regulationsmechanismus. Es vererbte sich die Stummschaltung des Gens weiter, ohne dass eine Genveränderung vorlag. Denn der Gedanke, dass Gene einer Regulation unterliegen, war der Wissenschaftswelt damals vollkommen neu.

Conrad Hal Waddington hatte recht. Nach und nach stellte sich heraus, dass auch beim Menschen der Großteil der DNA der Genregulation dient. Die Genregulation steuert die Gene. Die Gene steuern den Körper. Verhalten und Umwelt beeinflussen wiederum die Genregulation. Durch langfristige, mittel- und sogar kurzfristige Prägungen werden bestimmte Sequenzen entlang der DNA durch andockende Proteine aus- und eingeschaltet, ohne die Gene selbst zu verändern.

Seit Beginn des 21. Jahrhunderts wissen wir: Es ist die ausgeklügelte Genregulation, die Menschen von den zahlreichen Tier- und Pflanzenarten unterscheidet. Auch wenn sich Menschen das Erbgut nahezu vollständig mit den

Schimpansen teilen: Menschliche Vorfahren haben in den letzten sechs Millionen Jahren das Potential der menschlichen Gene einfach besser zu nutzen gelernt.

Neue Erkenntnisse zeigen, dass sich die Genregulation abhängig von Umwelteinflüssen, emotional prägenden Erlebnissen und dem entsprechenden Verhalten über Jahre, Monate und sogar innerhalb von Tagen und Stunden verändert.

Ich selbst kam im Rahmen meiner Recherchen aus dem Staunen gar nicht mehr heraus: Auch Gedanken und Gefühle beeinflussen das, was von den Genen abgelesen wird. Diese Erkenntnisse sind brandneu. Mit den epigenetischen Entdeckungen vollzieht sich in der Biologie und somit auch in der Medizin des 21. Jahrhunderts eine wissenschaftliche Revolution. Die Erkenntnisse der Epigenetik rücken das bisherige Wissen über Gene und Vererbung in ein gänzlich neues Licht.

Die Gene sind nur zu rund zehn Prozent für die Vererbung und Ausprägung von Merkmalen zuständig. Den Löwenanteil – neunzig Prozent! – machen jene Abschnitte der DNA aus, die für die Genregulation zuständig sind und früher für Junk gehalten wurden.

Die Gene sind wie Hardware eines Computers. Sie lassen sich von uns nicht ändern. Die Genregulation hingegen bestimmt, welche Software zur Anwendung kommt. Wir können durch Entscheidungen und Erfahrungen mitbestimmen, welche Gene abgelesen und somit aktiviert werden und welche nicht. Hier hat die Kraft der Gedanken wirklich Potential.

Alle Zellen haben die gleiche genetische Veranlagung. Aber nur die Gene, die abgelesen werden, werden in Eiweißmoleküle übersetzt. Wenn wir beispielsweise viel lachen, werden mehr Glückshormone produziert. Haben wir viel Stress, kommt es über die Veränderung von epigenetischen Prozessen im Zellkern zur Ankurbelung der Stresshormonproduktion im Zellkörper.

Dazu eine spannende Studie aus dem Bereich des Sports. 2004 führte das Forscherteam um Malene Lindholm am Karolinska-Institut in Stockholm folgende Studie durch: 23 junge gesunde Männer und Frauen trainierten in einem Fitnessraum vier Mal pro Woche für 45 Minuten Radfahren mit einem Bein. Das andere Bein hatte nichts zu tun und diente zur Kontrolle. Abschließend wurden aus trainierten und untrainierten Beinmuskeln kleine Gewebeproben entnommen, um die Genaktivität zu untersuchen. Die Ergebnisse waren beeindruckend: Es wurden an rund 4.000 Genen epigenetische Veränderungen festgestellt. Das heißt an zwanzig Prozent aller menschlichen Gene! Das Training hatte vor allem jene Gene aktiviert, die für den Stoffwechsel der Muskelzellen zuständig sind. Bei Genen hingegen, die Entzündungen unterhalten, hatte die Genaktivität signifikant abgenommen.

Das ist beeindruckend. Bedenken Sie, wie viele Erkrankungen auf Entzündungen beruhen und dass körperliche Alterungsprozesse durch Entzündungen beschleunigt werden. Die Studienergebnisse beweisen, dass wir durch regelmäßige körperliche Betätigung Entzündungen im Körper verringern und somit den Alterungsprozess verlangsamen können: Zwanzig Prozent der Gene zeigen positive Aktivitätsveränderungen nach lediglich drei Monaten körperlichen Trainings.

Als ich meinen Mitarbeitern von der Studie erzählte, waren sie begeistert. Sie waren sich alle sofort einig: Regelmäßiger Sport gehört von jetzt an zu ihrem Leben wie essen, trinken, schlafen und Zähne putzen. Auch ich finde diese Studie sehr motivierend und gehe seither regelmäßiger und mit mehr Motivation zum Joggen.

Jede Form der Bewegung fördert die Gesundheit, wenn sie Freude macht. Egal ob kurzfristiges Auspowern, Ausdauertraining, Mannschaftsportarten oder ruhigere Bewegungsarten. Ein gesundes Maß an Bewegung fördert nicht nur eine gesunde Stressregulation, sondern verändert auch unsere Genregulation in Richtung einer besseren Gesundheit.

Aber nicht nur mit gesunder Bewegung können wir unsere Genregulation nachhaltig positiv beeinflussen. Auch die Psyche spielt eine wichtige Rolle.

Der Direktor des Max-Planck-Instituts für Psychiatrie, Florian Holsboer, war zufällig Augenzeuge der Terroranschläge auf das World Trade Center am 11. September 2001 in New York. Er und sein Team untersuchten daraufhin 35 Augenzeugen, die die Terroranschläge auf das World Trade Center ebenfalls live miterleben mussten. Davon litten 15 an einer schweren seelischen Beeinträchtigung. Die Forscher verglichen die Genaktivität der traumatisierten Personen mit Augenzeugen, die nach dem Terroranschlag keine psychischen Beschwerden aufwiesen. Bei den traumatisierten Opfern konnte eine erhöhte Aktivität von Genen nachgewiesen werden, die für die Produktion und Regulation von Stresshormonen zuständig waren. Ob diese Genregulation schon vor dem Ereignis bestand und diese Personen daher für eine posttraumatische Störung anfälliger waren, oder ob das Trauma vom 11. September 2001 ursächlich für die Veränderungen der Genregulation war, bleibt eine offene Frage. Mit Sicherheit können wir aufgrund dieser Studie sagen: Es besteht ein signifikanter unmittelbarer Zusammenhang zwischen der körperlich manifesten Genregulation und einer Krankheit wie der posttraumatischen Belastungsstörung, die wir ehemals als rein psychische Krankheit begriffen hätten.

Dass die Aufarbeitung emotionaler Traumata die Genregulation positiv beeinflussen kann, bewies Katharina Domschke, Psychiatrie- und Psychotherapieprofessorin am Universitätsklinikum Würzburg, im Jahr 2016 in einer bahnbrechenden Studie. Die Ergebnisse geben Menschen, die an psychischen Problemen oder Burnout leiden und mit Ängsten, Panikattacken und Depressionen zu kämpfen haben, große Hoffnung. Domschke und ihr Team untersuchten die Genregulation von 28 Personen, die an Panikattacken litten, und verglichen sie mit gesunden Probanden. Sie fanden bei erkrankten Personen eine Aktivitätssteigerung im Bereich eines Gens, das für Stressregulation zuständig war. Je heftiger die Patienten an der Panikstörung litten, desto aktiver war das Gen.

Die Probanden erhielten daraufhin eine mehrwöchige Verhaltenstherapie. Alle Probanden, die auf die Therapie ansprachen, zeigten daraufhin eine normale Aktivität des entsprechenden Gens. Sie waren von gesunden Probanden epigenetisch nicht mehr zu unterscheiden. Das ist die erste Studie, die belegt, dass sich Psychotherapie und Verhaltensänderung nachhaltig positiv auf die Genregulation auswirken.

Bei erfolgreicher Psychotherapie können sich epigenetische Schalter normalisieren. Die Ergebnisse dieser Untersuchung untermauern, wie hilfreich es sein kann, sich bei seelischen Wunden therapeutische Hilfe zu suchen. Es gibt eine Vielzahl erprobter und seriöser Therapieformen. Wir wissen außerdem um Achtsamkeitstraining, Entspannungs- und Meditationstechniken, um die Stressregulation zu normalisieren.

Viele der heutigen epigenetischen Erkenntnisse beruhen auf Studien an Tieren und Pflanzen. Studien an Tieren zeigen zum Beispiel, dass der epigenetische Code bis zu acht Generationen bestehen bleibt. Selbst wenn sich das Umfeld längst geändert hat. Beim Menschen wissen wir das noch nicht, weil nur lebende Personen untersucht werden können. Denn während sich die DNA Tausende Jahre lang hält, verschwindet der epigenetische Code bald nach dem Tod, weil die Regulationsproteine zerfallen. Da das Wissen um die Epigenetik sehr jung ist, können wir bisher kaum mehr als drei Generationen überblicken.

Zahlreiche Studien belegen inzwischen aber, dass Menschen vor allem im Mutterleib und in den ersten drei Lebensjahren besonders offen und empfänglich für epigenetische Prägungen sind. Vermutlich besteht zwischen der frühen epigenetischen Prägung und dem Ausbruch von Erkrankungen im Erwachsenenalter ein enger Zusammenhang. Das heißt, chronische Leiden beginnen nicht erst im hohen Lebensalter. Ihnen wird bereits im Mutterleib, im Säuglings- und im Kleinkindalter der Weg vorgezeichnet.

Eine Untersuchung, die das eindrucksvoll demonstriert, erfolgte an Mäusen im Jahr 2007. Es handelte sich um sogenannte Agouti-Mäuse. Diese Mäuse haben eine besondere Genmutation. Sie bilden fehlerhafte Eiweißmoleküle. Das führt bei diesen Mäusen zu einem hellen Fell, Fettleibigkeit, Diabetes und erhöhter Krebsanfälligkeit. Der amerikanische Forscher Randy Jirtle und sein Team gaben schwangeren Agouti-Mäusen unterschiedliche Nahrung zu fressen. Eine Gruppe erhielt normales Mäusefutter, die andere zusätzlich Nahrungsergänzungsmittel. Die Nahrungsergänzungsmittel enthielten Folsäure und Vitamin B12 – Stoffe, die besonders viele Methylgruppen aufweisen. Gene werden durch Anlagerung von Methylgruppen abgeschaltet. Es geschah nun etwas wirklich Erstaunliches: Die Agouti-Mäuse, die spezielle methylgruppenreiche Nahrung erhalten hatten, gebaren mehrheitlich gesunde und schlanke Mäusebabys. Diese hatten ein normales dunkles Fell und erkrankten

Zeit ihres Lebens weder an Fettleibigkeit noch an Diabetes oder Krebs. Die normal ernährten Agouti-Mäuse hingegen bekamen wie erwartet dicke und krankheitsanfällige Junge mit hellem Fell. Alle Mäusebabys, auch die gesunden, hatten das gleiche mutierte Gen geerbt. Was war geschehen?

Das Übermaß an Methylgruppen in den Nahrungsergänzungsmitteln führte bereits im Mutterleib zur Abschaltung des krankmachenden Gens. Daher blieben die Kleinen gesund. Die Hemmung des Gens blieb ein Leben lang bestehen. Die gute Ernährung der Mutter hatte die Jungen bereits im Mutterleib über die Genregulation vorbeugend gesund erhalten. Die Studie zeigt, dass die gesunde Ernährung von Muttertieren die Gesundheit ihres Nachwuchses nachhaltig positiv prägt. Sie beweist außerdem, dass fehlerhaft gebaute Gene keinesfalls zu Erkrankungen führen müssen. Entgegen der bisherigen Lehrmeinung waren zumindest die Agouti-Mäuse dank guter Ernährung ihren Genen nicht mehr schicksalhaft ausgeliefert.

Studien an Menschen beweisen inzwischen ebenfalls, dass die Ernährung von Schwangeren für den Stoffwechsel ihrer Kinder zeitlebens von Bedeutung ist. Die kanadische Forschergruppe um Frédéric Guénard publizierte 2013 die Ergebnisse einer Untersuchung an 50 Kindern, deren Mütter an nicht beherrschbarem Übergewicht litten und sich deswegen den Magen operativ verkleinern ließen. Ihre Kinder, die zum Zeitpunkt der Studie zwischen zwei und 25 Jahre alt waren, waren entweder vor oder nach der Operation geboren worden.

Nach der Operation hatten die Schwangeren einen kleineren Magen. Sie aßen daher kleinere Portionen und lebten dadurch gesünder. Das wirkte sich auch auf die epigenetische Prägung ihrer Kinder aus. Die Geschwisterkinder, von denen die einen vor und die anderen nach der Magenoperation geboren wurden, zeigten bei insgesamt 5.698 Genen Unterschiede in der Genregulation. Das ist mehr als ein Viertel des menschlichen Erbguts. Es waren vor allem jene Gene betroffen, die für die Blutzuckerregulation, für Entzündungen und für Blutgefäßerkrankungen zuständig sind.

Dementsprechend zeigten Kinder, deren Mütter in der Schwangerschaft gesündere Portionen aßen, in der Folge eine verbesserte Stoffwechselregulation. Sie hatten eine geringere Insulinresistenz, das heißt eine geringere Anfälligkeit für Altersdiabetes, verglichen mit den Kindern, die vor der Magenoperation geboren worden waren.

Mütter bleiben aber keinesfalls zeitlebens für die epigenetische Prägung ihres Nachwuchses verantwortlich. Täglich beeinflussen wir durch unsere Ernährung unsere Gene. Es steht uns frei, unsere Essgewohnheiten Stück für Stück zu ändern. Dadurch können Genschalter auch wieder umgeschaltet werden. Allerdings haben es Menschen, deren Epigenom bereits im Mutterleib auf Übergewichtsneigung geprägt wurde, wesentlich schwerer, alleine mit Willenskraft dauerhaft abzunehmen. Ihre Gene haben einfach das falsche Programm. Je früher die Programmierung erfolgte, desto fester sitzt sie. Menschen sind nicht nur, was sie essen. Sie sind auch, was die Eltern gegessen haben. Die gute

Nachricht: Für die Gesundheit spielt es eine untergeordnete Rolle, welches Gewicht wir haben. Viel wichtiger ist die körperliche Bewegung. Je mehr wir uns körperlich betätigen, desto gesünder sind wir. Hauptsache fit. Denken wir an die Studie mit den einbeinig Radfahrenden: Sie hatten im trainierten Bein rund zwanzig Prozent mehr gesunde Genaktivität als im untrainierten. Es braucht nur etwas Geduld. Mit Freude bei der Sache zu bleiben, lohnt sich.

Keinesfalls spielen nur die Mütter für epigenetische Prägung ihrer Nachkommen eine wichtige Rolle. Zwei voneinander unabhängige Studien von Marcus Pembrey und Kate Northstone konnten nachweisen, dass Väter, die vor dem elften Lebensjahr zu rauchen begannen, die schädigenden Einflüsse über die epigenetische Prägung ihrer Spermien auf die männlichen Nachkommen übertrugen. Ihre Söhne wiesen bereits als Teenager ein im Vergleich zu ihren Altersgenossen zu hohes Körpergewicht auf.

Bei Buben ist das Alter zwischen neun und elf Jahren für die gesunde Entwicklung ihrer Spermien besonders wichtig. Erfolgen in dieser Phase keine schädigenden Einflüsse, werden offensichtlich eher gesündere Spermien produziert. Bei Frauen findet die Bildung der Eizellen bereits im Mutterleib statt. Daher ist für weibliche Nachkommen eine stressfreie Schwangerschaft hinsichtlich einer gesunden Keimzellbildung wahrscheinlich von größerer Bedeutung.

Die sensible Phase für epigenetische Prägung beginnt für jeden Menschen unmittelbar nach der Zeugung und dauert die ersten Lebensjahre an. In dieser Zeit prägen Familie,

Umwelt und kultureller Hintergrund nachhaltig die Genregulation. Die Genprägung in den ersten Lebensjahren hat einen maßgeblichen Einfluss auf den Gesundheitszustand im Erwachsenenalter. Ungeborene, werdende Eltern und Jungfamilien in besonderem Maße zu schützen, ist daher eine wichtige gesellschaftliche Aufgabe.

Leben Kinder in den sensiblen Phasen der epigenetischen Prägung in stabilen psychosozialen Verhältnissen, können sie als Erwachsene selbst schwierigsten Umweltbedingungen trotzen. Das sind dann diejenigen Menschen, die trotz ungesunden Lebensstils uralt werden können. Doch selbst wenn die epigenetische Prägung in den sensiblen Phasen zu Lebensbeginn unglücklich verlaufen ist: Individuen haben zeitlebens die Möglichkeit, durch Änderungen im Verhalten und der Lebensgewohnheiten den epigenetischen Code zumindest teilweise zu verändern.

Wie die Genregulation funktioniert: Die Epigenetik kennt bisher drei verschiedene Ebenen der Genregulation. Alle sind gleichermaßen wichtig. Sie gehen Hand in Hand und beeinflussen sich gegenseitig.

Zunächst entdeckten die Forscher die Methylierung. Methylgruppen lagern sich an Genabschnitte an und schalten diese stumm. Wenn Sie Sport betreiben, werden Gene, die für Entzündungen zuständig sind, durch Methylierung abgeschaltet. Gene hingegen, die für Muskelaufbau und Stoffwechsel benötigt werden, werden durch Aufhebung der Methylierung aktiviert. Für die Methylierung von Genen sind spezielle Enzyme zuständig: Allen voran die Methyltransferase. Sie sorgt dafür, dass Methylgruppen an Gene binden. Wir kennen bereits Medikamente, die Methyltransferasen hemmen. Bei Gabe von Methyltransferasehemmern wissen wir aber noch nicht genau, welche Gene auf die Gabe des Medikaments reagieren. Sie werden daher bisher nur zu Studienzwecken eingesetzt.

Ein weiterer wichtiger Baustein in der Gensteuerung ist die Histonmodifikation. Pro Zellkern müssen 46 hauchdünne, insgesamt 2 Meter lange DNA-Fäden untergebracht werden. Sie sind dazu um kleine Eiweißpartikel, die Histone, jeweils zweimal herumgewickelt. Es ergibt sich dadurch das Bild einer Perlenkette. Die Histone haben winzig kleine Schwänzchen. An diese Schwänzchen binden Enzyme, die darüber entscheiden, welche Genabschnitte abgelesen werden. Wie kleine Fähnchen markieren sie Orte, die besonders oft abgelesen werden sollen. Außerdem gehen Histone untereinander Bindungen ein und tragen zur Faltung und Verpackung der DNA-Fäden zu Chromosomen bei. Sind DNA-Abschnitte stark gefaltet und verpackt, können die darauf befindlichen Genabschnitte nicht abgelesen werden. Sie sind dann ebenfalls inaktiv.

Ursprünglich dachten Wissenschaftler, ein Gen sei für die Produktion eines einzigen Eiweißmoleküls zuständig. Daher ergab die Erkenntnis, dass der Mensch vergleichsweise relativ wenige Gene hat, zunächst keinen Sinn. Dieses Rätsel lösten zwei junge amerikanische Wissenschaftler. Andrew Fire und Craig Mello erhielten für die Entdeckung der RNA-Interferenz 2006 den Nobelpreis. Nach heutigem

Wissensstand ist die RNA-Interferenz für den größten Teil der Gensteuerung verantwortlich.

Die DNA im Zellkern wird durch die Boten-RNA abgelesen, die der Zelle mitteilt, welche Eiweißbausteine sie nach dem Bauplan der DNA herstellen soll. Fire und Mello entdeckten, dass Hunderte verschiedene, winzig kleine Mikro-RNAs die Boten-RNA noch im Zellkern ständig ab- und auch wieder neu zusammenbauen. Dadurch wird genau reguliert, welche Eiweiße in welcher Menge gebildet werden sollen. Aus ein und demselben Genabschnitt können dadurch Hunderte verschiedene Eiweißmolekülvarianten entstehen. In Abhängigkeit davon, was gerade benötigt wird: Leiden wir zum Beispiel an einer Infektion, werden vermehrt weiße Blutkörperchen und Antikörper gebildet.

Über die RNA-Interferenz wird rasch in die Genregulation eingegriffen. Wir wissen heute, dass viele Gene ständig abgelesen und in RNA übersetzt werden. Die meiste RNA wird um- und oft auch gleich wieder abgebaut und greift selbst in die Genregulation ein.

Es gibt somit drei Formen der Gensteuerung. Die Methylierung stellt eine eher langfristig wirksame Form der Gensteuerung dar. Eher mittelfristig wirksam scheint die Steuerung über die Histone zu sein. Die RNA-Interferenz wirkt kurzfristig auf die Regulation der Gene.

Durch dieses ausgeklügelte Genregulationssystem bleiben wir einerseits, wer wir sind. Andererseits können wir uns auch an veränderte Lebensumstände anpassen.

Wie sehr sich die epigenetische Regulation im Laufe eines Lebens ändern kann, bestätigen eindrucksvoll Studien an eineiigen Zwillingen. Ein spanisches Forscherteam, dem Mario F. Fraga und zahlreiche Kollegen angehörten, führte 2005 eine Studie an vierzig Zwillingspaaren durch. Die Forscher fanden heraus, dass nur jüngere Zwillingspaare in etwa zeitgleich an den gleichen Krankheiten litten. Die epigenetische Regulation war bei den Zwillingspaaren in den ersten Lebensjahren fast gleich. Je älter die Zwillingspärchen wurden, desto mehr unterschied sich ihre Genregulation. Bei nur einem Drittel von älteren Diabetikern waren beide Zwillingsgeschwister betroffen. Mit dem Alter stieg die Wahrscheinlichkeit, an unterschiedlichen Krankheiten zu leiden. Am meisten unterschied sich die Genregulation bei Zwillingen, die sehr unterschiedliche Leben führten und in unterschiedlichen sozioökonomischen Umfeldern lebten.

Die Studie beweist, dass sich die epigenetische Prägung im Laufe der Jahre an die Umgebung anpasst. Der epigenetische Code ist nicht in Stein gemeißelt. Er reagiert auf Ernährung, auf Sport, auf Emotionen, letzten Endes auf alle größeren Entscheidungen. Jeder Mensch hat seinen eigenen individuellen epigenetischen Code, den er selbst im hohen Alter noch beeinflussen kann.

Dank der Kraft unserer Gedanken können wir die Genregulation bis zu einem gewissen Grad auch willentlich beeinflussen. Bis Gedanken- und Verhaltensveränderungen auf der Ebene der Genregulation ankommen, können allerdings Wochen, Monate und mitunter Jahre vergehen. Durch

Methylierungen deaktivierte Gene sind wahrscheinlich diejenigen Prägungen, die sich nur langfristig oder mitunter auch gar nicht ändern lassen. Allerdings sind das nur grobe Einschätzungen. Die Forschungen sind im vollen Gange.

Schon als junge Ärztin wunderte ich mich: Manche Menschen erreichen trotz ungesunder Lebensweise ein hohes Lebensalter. Trotz gesunder Ernährung erkranken andere Menschen früh an chronischen Altersleiden. Warum? Die Epigenetik gibt die Antwort. Wer raucht, sich ungesund ernährt und kaum bewegt, neigt eher zu Zivilisationserkrankungen. Kommt eine ungünstige epigenetische Prägung hinzu, sind Wohlstandserkrankungen fast unausweichlich. Findet die frühkindliche Entwicklung jedoch in einem gesunden stabilen Umfeld statt, wird der Körper eines Kindes gesünder geprägt. Das wirkt ein Leben lang. Es kommt zu einer ausgeglichenen Stressregulation und einem normalen Körpergewicht.

Die nachweislich älteste Frau der Welt lebte in Arles, Frankreich. Frau Jeanne Calment erreichte ein Alter von 122 Jahren und verstarb 1997. Bemerkenswerterweise hörte sie erst mit 119 Jahren zu rauchen auf. Wir dürfen davon ausgehen, dass sie von ihren Vorfahren gesunde Gene und eine günstige Genprägung erhalten hatte. Außerdem pflegte sie – abgesehen vom Rauchen – einen gesunden Lebensstil. Menschen, die ein hohes Lebensalter erreichen, bewegen sich zeitlebens viel an der frischen Luft und sind keinem Dauerstress ausgesetzt. Einen besonderen Stellenwert nehmen ihre Essgewohnheiten ein. Sie sind keinen langandauernden Hungersnöten ausgesetzt, essen aber auch nicht im Übermaß. Sie ernähren sich fett- und salzarm, essen viel Obst, Gemüse und Fisch, aber wenig Fleisch. Auch Tofu und Meeresalgen stehen, wenn vorhanden, auf dem Speiseplan. Sie essen kleine Portionen, das heißt immer eher etwas zu wenig, und sind körperlich aktiv. Sie vermeiden zeitlebens alle Extreme. Solche betagten Menschen sterben nicht an Alterskrankheiten, sondern gesund an Altersschwäche.

Die Epigenetik zeigt, dass es veraltet ist, sich auf eine reine Symptombehandlung von Erkrankungen zu beschränken. Stets sollten wir auch die Lebensgewohnheiten überdenken und in den Therapieplan mit einbeziehen. Viele Erkrankungen lassen sich schon durch kleine Änderungen bei den Lebensgewohnheiten positiv beeinflussen.

Die Gene sind vergleichbar mit dem Buch des Lebens. Durch dieses Buch des Lebens geben Eltern, Großeltern und Urgroßeltern ihren Nachkommen ihre Werte und Erfahrungen mit auf den Weg. Für alle erdenklichen Situationen sind darin verschiedene Rezepte vermerkt. Sie haben sich über Generationen bewährt und lehren das Verhalten in den verschiedenen Lebenssituationen. Daher haben genau diese Rezepte in Form der Genregulation ihren Weg von Generation zu Generation in unser Leben gefunden. Die Rezepte aus dem Buch des Lebens gehen den Nachkommen bereits in frühester Kindheit in Fleisch und Blut über: Sie brennen sich in Form der Genregulation in jede Körperzelle ein.

Dieses Buch voller Rezepte begleitet einen jeden Menschen von Anbeginn seines Lebens. Selbst wenn sie für das eigene Leben nicht immer passen, so dienen sie dennoch der Orientierung. Sie geben Rückhalt, sind vertraut und schaffen ein kulturelles Zugehörigkeitsgefühl. Sie gänzlich zu vergessen, ist nahezu unmöglich. Aber sie lassen sich variieren – in kleineren oder größeren Nuancen. Da eine Prise Salz, dort ein bisschen Thymian. Durch Änderung des Lebensstils, durch andere Vorbilder und eigene Wege erschließen sich uns neue Erfahrungen. Sie verändern die Lebensrezepte.

Mitunter ist es einfacher, alte Kochrezepte und Gewohnheiten beizubehalten. Doch spätestens wenn sich im eigenen Leben Unzufriedenheit breitmacht, ist es an der Zeit, in Aktion zu treten. Es gilt, die zunächst unbewusst übernommenen Lebenskonzepte der Eltern- und Großelterngeneration zu überdenken. Welche sind gut? Welche langweilig? Welche gar behindernd? Kochrezepte abzuwandeln, erfordert ein gewisses Maß an Disziplin und Ausdauer. Die verschiedenen Protagonisten im Gehirn sollten sich dabei unbedingt einig sein. Sonst ist es äußerst schwierig, neue wohltuende Rezepte zu kreieren. Neocortex, Thali, Tante Limbisch und Bodyguard müssen gleichermaßen dafür einstehen. Sonst schmecken die neuen Lebensrezepte einfach nicht.

Besteht Eintracht, ist es leichter, im Buch des Lebens ein paar neue Kapitel zu schreiben. Das lässt uns über uns selbst hinauswachsen. Wir können dankbar von den Ahnen annehmen, was das eigene Leben unterstützt. Wir können freudvoll neue Rezepte zaubern, um dem eigenen Leben mehr Gehalt zu verleihen.

Was können wir von der Epigenetik in den kommenden Jahren erwarten? Weiterhin wird weltweit in zahlreichen Laboratorien fieberhaft geforscht. Das Wissen im Bereich Epigenetik wächst geradezu explosionsartig. Monatlich erscheinen zahlreiche neue Publikationen. Es wird erkundet, ob sich Genregulation vielleicht auch medikamentös beeinflussen lässt, was abzuwarten bleibt.

Was derzeit hingegen bereits gesichert ist: Wir haben die Möglichkeit, unseren Genen mit Geduld und Beharrlichkeit bis zu einem gewissen Grad die Marschrichtung vorzugeben. Die Genregulation lernt durch unser Verhalten, was wichtig ist, und passt sich dementsprechend an. Wir können nicht mit Worten oder Gedanken allein die Gene in eine andere Richtung steuern. Wichtig ist, dass den richtigen Gedanken und Absichten dann auch Taten folgen, damit sich die Genregulation dementsprechend anpassen kann.

Wichtig ist die Erkenntnis: Wir sind unseren Genen nicht schicksalhaft ausgeliefert. Im Gegenteil. Wir können bewusst mit unserem genetischen Material umgehen und die Genregulation zu unseren Gunsten beeinflussen. Dieser Umstand ist für unser Denken über Gesundheit, Krankheit und Heilungsmöglichkeiten von größter Bedeutung. Wir wissen heute: Wenn wir nur hartnäckig genug sind, können wir sogar epigenetische Schalter in unserem Inneren umlegen und unserem Erbgut eine neue Richtung geben. Das gilt im Guten wie im Schlechten. Unsere Gesundheit ist somit nicht länger nur unsere höchst private Angelegenheit. Das, was wir für unsere Gesundheit tun oder nicht tun, wirkt auch auf unsere Nachkommen und prägt wahrscheinlich sogar mehrere Generationen. Damit erhöht sich die Verantwortung für unsere Gesundheit beträchtlich.

Damit geraten auch unsere Lebensgewohnheiten noch mehr als bisher ins Zentrum aller gesundheitsrelevanten Überlegungen. Denn nur durch die Änderung unserer Gewohnheiten können wir an unseren epigenetischen Schaltern effektiv arbeiten, bis es irgendwann sprichwörtlich klick macht. Danach ist die Änderung in unseren Genen festgeschrieben und das entsprechende Verhalten vollzieht sich fortan von selbst. Diese Möglichkeit zur Selbstveränderung geht noch eine Stufe tiefer als die Beeinflussung unseres Gehirns durch Bildung von neuen Synapsen.

Für die Heilkraft der Gedanken ergeben sich durch die Erkenntnisse der Epigenetik weitreichende Konsequenzen. Wir wissen, dass unsere psychische Verfassung bis in die Genregulation hinein wirksam wird. Wir wissen, dass wir sogar unsere genetische Disposition verändern können. Mit diesem Wissen im Hinterkopf haben unsere Gedanken eine ganz neue Kraft. Unserem Bewusstsein eröffnen sich ganz neue Möglichkeiten.

Mit dem Wissen der Epigenetik ausgestattet, können wir unsere Gesundheit aktiv gestalten. Unser Gesundheitsbewusstsein gewinnt damit an Selbstbewusstsein. Wenn wir allein diesen Gedanken verinnerlichen, entfaltet er schon heilende Wirkung. Wir entwickeln ein heilendes Selbstbewusstsein.

Das war auch der Effekt meiner Intervention bei Klaus, dem Bioweinbauern, der von der Herzattacke seines Bruders traumatisiert war und dachte, er werde das gleiche Schicksal erleiden. Er wurde mein Patient. Fast ein Jahr lang nahm er monatlich den weiten Weg in meine Praxis auf sich. Sein Trauma bewusst zu machen, war nur der erste Schritt. Als Bioweinbauer hatte er ausreichend Bewegung. Auch die Umstellung seiner Ernährung auf mehr Gemüse war für ihn kein nennenswertes Problem. Auch dafür hatte er schon eine berufsbedingte Sensibilität. Was wir mehr als ein Jahr lang bearbeiteten, war das, was mir gleich zu Beginn der Begegnung als seine Schüchternheit auffiel. Dahinter steckte ein Mangel an Selbstliebe. Klaus war insbesondere gegenüber Frauen so zurückhaltend, weil er sich selbst nicht wertschätzen konnte. Ein solcher Mangel an Selbstliebe steht laut Erfahrungswissen der Traditionellen Chinesischen Medizin oft in Verbindung mit Herzproblemen.

Je mehr Klaus lernte, hinter sich selbst zu stehen, desto besser gelang es ihm, mir in die Augen zu schauen. Er konnte sich seine Einsamkeit eingestehen und schaffte es damit, seinen Alkoholkonsum auf ein für einen Bioweinbauern unterdurchschnittliches Maß zu beschränken. Darauf war er stolz. Außerdem tat er seinem Herzen etwas Gutes. Er engagierte sich sozial in einem Verein für Nachbarschaftshilfe in seiner Region.

Nach mehr als einem Jahr sagte er mir dann eines Tages, dass er nun meine Dienste nicht länger in Anspruch nehmen müsse. Denn das, was er sich von den Besuchen bei mir erhofft hatte, sei wahr geworden. Er habe im Zuge seiner Vereinstätigkeit vor drei Monaten eine Frau kennengelernt. Als er mir von ihr erzählte, sprach sein Strahlen mehr als tausend Worte.

Seither ist einige Zeit vergangen. Letztens rief mich Klaus an. Er erzählte mir freudig, seiner Lebensgefährtin sei kürzlich aufgefallen, dass er mit seinem Herzen inzwischen merklich weniger Probleme habe. Ihm selbst sei das gar nicht bewusst gewesen. Denn er sei viel zu sehr mit den Umbauarbeiten beschäftigt gewesen – für den neuen gemeinsamen Haushalt bei ihm am Bioweinbauernhof.

VERTRAUEN

Bei jedem Schritt zucken ihre Mundwinkel. Schmerzen beim Gehen. Dementsprechend langsam betritt Tania Seifert erstmals meine Arztpraxis. Von unserem ersten Telefonat weiß ich: Sie ist Anfang 40 und leidet bereits ihr halbes Leben an einer ungewöhnlich schweren Form von Gelenkrheuma. Dementsprechend hat sie schon viel probiert. Schulmedizin und Alternativmedizin. Seit Jahren nimmt sie Medikamente, um die Entzündung im Zaum und den Schaden für ihre Gelenke in Grenzen zu halten. Zu mir kommt sie auf Empfehlung einer gemeinsamen Bekannten. Mehr hat sie mir am Telefon nicht verraten.

Ich lasse sie erst einmal ankommen. Nicht nur die Schmerzen fallen mir an ihr auf. Sie wirkt auch niedergeschlagen. Den Kopf hält sie gesenkt, die Schultern schlaff.

Mein erster Eindruck täuscht mich nicht. Denn als ich sie schließlich einleitend frage, wie es ihr geht, bricht der ganze Jammer aus ihr heraus. Vor zehn Tagen hatte sie wieder einen schweren Rheumaschub. Aufgrund starker Schmerzen und Ansteigen der Entzündungsparameter im Blut musste die Dosierung ihrer Medikamente erhöht werden. Trotzdem ist seither nur eine minimale Besserung eingetreten. Dementsprechend ist sie verzweifelt. Sie hat wegen ihrer Krankheit in all den Jahren schon viel probiert und weiß nicht mehr, was sie sonst noch machen soll.

Für mich ist das eine denkbar schwierige Bedingung für die Arbeit mit einer neuen Patientin. Ich kann davon ausgehen, dass sie bei vielen kompetenten Kollegen war. Was kann ich Tania Seifert noch bieten? Zunächst habe ich keine Idee. Aber ich weiß aus Erfahrung, wo ich genauer hinschauen muss. Daher frage ich sie, was denn diesem letzten starken Rheumaschub vorausgegangen sei.

Sie schaut mich etwas verständnislos an. »Eigentlich das Übliche.«

Ich formuliere die Frage anders: »Was beschäftigt sie in den letzten Wochen emotional am meisten?«

Zuerst will Tania Seifert nicht so recht mit der Sprache herausrücken. Offenbar gibt es etwas, das ihr unangenehm ist.

Das spreche ich offen an und sage ihr, dass es wichtig sei, dieses Unangenehme zu begreifen. Ein Rheumaschub kommt nicht aus heiterem Himmel. Ihre Krankheit ist zwar die langanhaltende Ursache, aber wahrscheinlich gibt es kurzfristige Anlässe für den Schub. Ich bitte sie, einfach frei zu assoziieren.

Nach weiterem Erklären meinerseits öffnet sie sich endlich, wobei sie betont, dass sie dabei keinen Zusammenhang mit ihrer Krankheit sieht. Sie berichtet von einer Familienfeier anlässlich des 70. Geburtstags ihres Vaters. Seit Jahrzehnten komme sie mit ihrem Vater nicht gut zurecht. Ständig werde sie von ihm kritisiert und fühle sich abgelehnt. So sehr sie sich auch in der Vergangenheit bemüht habe, nie konnte sie es ihm recht machen. Diesmal machte er eine abfällige Bemerkung über ihr Geschenk, das sie mit Liebe für ihn ausgewählt hatte. Als Tania Seifert davon erzählt, stehen Tränen in ihren Augen. Da könne man eben nichts machen, seufzt sie schließlich.

Seufzen muss ich auch. Kann es wirklich sein, dass noch niemand Tania Seifert von den Erkenntnissen der Psychoneuroimmunologie erzählt hat? Rheuma ist eine Autoimmunerkrankung. Wie sehr sich unangenehme Emotionen nicht nur auf unser Gemüt, sondern auch auf unser Immunsystem schlagen, ist wissenschaftlich erwiesen. Ein direkter Zusammenhang zwischen der emotional belastenden Beziehung zu ihrem Vater und ihrem letzten Rheumaschub liegt daher auf der Hand. Das mache ich ihr klar.

Aber statt Freude wegen dieser Erkenntnis zu zeigen, reagiert Tania Seifert mit noch mehr Niedergeschlagenheit.

Wieder muss ich geduldig nachfragen.

Bis es schließlich aus ihr herausplatzt: »Ich bin wegen meinem Vater seit Jahren in Psychotherapie. Aber ich komme keinen Schritt weiter. Und jetzt kommen Sie daher und sagen mir, dass mein Rheuma mit meinem Vater zusammenhängt. Toll!«

Als Antwort darauf folge ich meiner Intuition und strahle sie an.

»Was?«, fragt sie unwillig.

Ich strahle weiter, sitze einfach nur da und schaue ihr mit einem herzlichen Lächeln offen ins Gesicht.

»Schauen Sie mich nicht so an«, murrt sie.

Davon lasse ich mich jedoch nicht beirren. Ich konzentriere mich ganz auf mein Mitgefühl für diese geplagte Frau, der bei jeder Bewegung die Gelenke wehtun.

»Hallo! Was ist mit Ihnen?« Sie äfft mich nach, muss den Kopf schütteln und dann auch wirklich lächeln.

Woraufhin mein Lächeln noch offenherziger wird. »Merken Sie, was jetzt gerade zwischen uns passiert?«, frage ich sie.

»Ich merke nur, dass etwas passiert. Aber ich könnte nicht sagen, was es ist«, meint sie immer noch lächelnd. »Gerade eben war ich emotional am Boden. Aber jetzt fühle ich mich ganz okay.«

»Sehen Sie?! Es ist gar nicht so schwer, andere Menschen positiv zu beeinflussen, wenn wir selbst ganz darauf konzentriert sind. Mit Ihrem Vater werden wir, wenn Sie meinem Rat folgen wollen, etwas Ähnliches probieren.«

Tania Seifert schaut mich mit großen Augen an.

»Es ist eine Technik, die auf den Erkenntnissen der Quantenphysik basiert«, erkläre ich. »Sie beruht auf zielgerichteten Gedanken in Kombination mit einer Quantenfokussierung.«

»Quantenfokussierung?«, wiederholt sie ungläubig. »Wo bin ich denn hier gelandet?« Sie muss lachen. »Ich dachte, Sie sind eine trockene Pathologin?«

Ich muss ebenfalls lachen und hebe zum Spaß drohend den Zeigefinger. »Warten Sie nur! Die trockene Pathologin gibt Ihnen gleich trockene Quantenmedizin!«

Es dauert eine ganze Weile, bis ich Tania Seifert klarmachen kann, was sich aus dem gesicherten Wissen der Quan-

tenphysik und den spannenden Experimenten im Grenz-
bereich zur Medizin für die Technik des zielgerichteten
Denkens ableiten lässt. Schlussendlich willigt sie ein, es zu
probieren.

Gemeinsam überlegen wir, wie sie ihre Gedanken neu
ausrichten kann. Ihr sehnlichster Wunsch ist eine gute Beziehung zu ihrem Vater. Ich bringe ihr bei, diesen Wunsch
nicht als ferne Utopie abzutun, sondern in der Gegenwart zu
denken: Ich habe eine gute Beziehung zu meinem Vater. Wir
respektieren einander und begegnen einander wertschät-
zend. Daraus gewinnen wir binnen weniger Minuten konkrete Zielbilder. Das sind Situationen, die sie sich ganz konkret vorstellen und in Gedanken ausmalen kann. Je mehr
emotionale Intensität und Freude sie in diese Gedanken
legt, desto besser funktioniert die Quantenfokussierung.

Tania Seifert stellt sich in ihrer Phantasie folgende drei
konkrete Situationen vor:

Ich besuche meine Eltern. Mein Vater erwartet mich freudig und begrüßt mich herzlich.

Ich erzähle meinem Vater von meinem Beruf. Er hört mir
aufmerksam zu.

Mein Vater gibt mir einen Rat, mit dem ich etwas anfan-
gen kann.

Diese Zielbilder erscheinen Tania Seifert vollkommen
utopisch. Daher arbeite ich mit ihr auch an ihrem psychischen Unbehagen. Ich empfehle ihr, sich ihren Schmerz gegenüber dem Vater zu erlauben. Entweder für sich alleine
oder im Beisein einer guten Freundin. Auch wenn emoti-

onale Schmerzen unangenehm sind, sie sind nicht gefährlich. Stressig und mithin gesundheitsschädlich ist es hingegen, sie zu unterdrücken. Als Erwachsene können wir uns
selbst trösten und beruhigen, so wie wir es bei einem kleinen Kind tun würden. Für den eigenen Schmerz sollen wir
da sein, bis er ganz verflogen ist. Egal ob es einen Tag, eine
Woche, einen Monat oder gar länger dauert. Allerdings ist
es ganz wichtig, das schärfe ich ihr ein, sich nicht im psychischen Schmerz zu vergraben, sondern dort vor allem deswegen hinzuschauen, um die Knoten zu lösen. Dann solle
sie den Schmerz als Rampe benutzen. Die Energie, die uns
hinunterzieht, kann uns auch wieder hinaufkatapultieren.
Wir können positive Energien freisetzen und ein Hochge-
fühl erleben, wenn wir gleichsam am Tiefpunkt schnell die
Kurve kratzen. Also den Schmerz durchaus zulassen, sich
auf ihn einlassen, aber ihn schnell wieder verlassen.

Tania Seifert ist der schriftliche Typ. Sie nimmt sich vor,
ihre Zielbilder täglich fünfmal aufzuschreiben, sich selbst
fünfmal täglich vorzulesen und es sich dabei jedes Mal in
ihrer Phantasie als schöne Erfahrung vorzustellen. Sie wird
dies ungestört und in entspannter Atmosphäre tun, auf
spielerische Art und Weise, und dabei zu hundert Prozent
bei der Sache sein, um möglichst viel Freude und Begeisterung dabei empfinden zu können. Ich warne sie davor, irgendwelche Hoffnungen oder Erwartungen daran zu knüpfen. Ich erkläre ihr, dass durch diese Vorgehensweise im
Gehirn unterschiedliche Areale aktiviert werden, sodass es
für das Gehirn keinen Unterschied macht, ob etwas nur in

der Vorstellung oder real passiert. Sollten mit der Vorstellung unangenehme Gefühle auftauchen, soll sie diese einfach akzeptieren, wie sie sind. Ohne sich verunsichern zu lassen. Egal ob Zweifel, Versagensängste, Wut oder Traurigkeit. Sie solle einfach dem Prozess vertrauen und mir bei unserem nächsten Termin in vier Wochen erzählen, wie es ihr ergangen ist. Außerdem gebe ich ihr noch ein paar Ernährungsempfehlungen und eine Kräuterrezeptur mit auf den Weg.

Eine Woche vor unserem Termin ruft Tania Seifert mich an. »Es funktioniert«, jauchzt sie so laut, dass ich das Telefon vom Ohr weghalten muss. »Das wollte ich Ihnen nur sagen, weil Sie die Erste sein sollen, die es erfährt. Bis nächste Woche.«

Bei unserem Termin erfahre ich dann Genaueres. Tania Seifert berichtet aufgeregt: Unlängst musste sie ihren Vater wegen einer Unterschrift für ein Dokument besuchen. Als sie beim ihm war, ist ihr aufgefallen, dass sie ihm gegenüber ein anderes Gefühl hat. Ihre Vorbehalte waren nicht im Vordergrund, sondern ihre Zuneigung. Ganz so, wie sie es die Wochen davor in ihrer Vorstellung geübt hatte. Aus diesem Gefühl heraus entwickelte sich eine kurze Unterhaltung zwischen ihnen. Es war nur kurz, aber irgendwie fein. Tania Seifert dachte daraufhin auch immer wieder an dieses gute Gespräch und malte sich aus, wie es weitergehen könnte. Zwei Tage später rief ihr Vater an, bedankte sich bei ihr und fragte sie, wie es ihr gehe. Zum ersten Mal in ihrem Leben ein Anruf von ihm. Ohne besonderen Grund. Tania Seifert musste heulen vor Glück. Es gab dann noch einen Besuch bei ihren Eltern, der ebenfalls gut verlief. Gar nicht überschwänglich. Einfach angenehm. Ihre Rheumawerte sind besser. Die Menge ihrer Medikamente kann sie laufend reduzieren.

Außerdem habe sie in den letzten Wochen noch etwas Zusätzliches getan. Sie habe schon aufgrund ihrer Psychotherapie gewusst, dass sie für sich selbst keine besondere Liebe oder Wertschätzung empfindet. Daher habe sie ein neues Zielbild für sich selbst konstruiert. Es lautet: Ich freue mich, dass es mich gibt. Dazu habe sie ein paar konkrete Situationen erdacht, wo sie sich über sich selbst freut.

Ich sage ihr, dass Patienten wie sie mich glücklich machen.

Wir arbeiten an diesem Tag noch zu ihrer beruflichen Situation, die aufgrund ihrer Krankheit auch manchmal recht angespannt ist. Sie hat oft Fehlzeiten und ist auf die Unterstützung von Kollegen angewiesen, die ihr den Rücken frei halten und für sie einspringen. Wir überlegen, wie sie den Kollegen entgegenkommen könnte, und kreieren Zielbilder für eine entspannte Situation in ihrem beruflichen Umfeld.

Am Ende der Stunde steht sie auf und bittet mich mit einem Wink, mich ebenfalls zu erheben. Dann räuspert sie sich und schaut mir in die Augen. »Ich habe in der letzten Woche noch ein Zielbild vor Augen gehabt. Das habe ich mir bis ganz zum Schluss aufgehoben.« Sie zwinkert mir zu. »Darf ich Sie umarmen?«

QUANTENMEDIZIN: WAS GEDANKEN UND GEHIRNSTRÖME STEUERT

Ist unsere Medizin noch zeitgemäß? Diese Frage mag vor dem Hintergrund der rasanten Fortschritte in der medizinischen Forschung eigenartig anmuten. Dennoch ist diese Frage, wie Sie gleich sehen werden, nur allzu berechtigt. Denn die gesamte westliche, naturwissenschaftlich geprägte Medizin hat ein im wahrsten Sinne des Wortes grundlegendes Problem: Ihre Grundlagen sind überholt.

Alle Vorgänge im menschlichen Körper wurden bisher mit den Methoden der klassischen Physik erforscht. Die Prozesse im gesunden Körper wie auch die Veränderungen bei Krankheiten. Alle gängigen medizinischen Untersuchungen, auf denen Diagnostik und Therapie von Krankheiten beruhen, basieren auf der klassischen Physik. Nicht nur die medizinischen Geräte vom Stethoskop über Röntgen- und Ultraschall-Apparate bis zum Elektronenmikroskop. Auch den Gegenstand der medizinischen Untersuchung, den menschlichen Körper, untersucht die Schulmedizin bislang stets als Teil der materiellen Welt. Haut, Muskeln,

Knochen, die inneren Organe, Blut und Nervenbahnen bis hin zur DNA – alles begreift die Medizin als Materie. Auf dieser naturwissenschaftlichen Basis war die Medizin seit der Entdeckung der Zellen durch Virchow erfolgreich.

Allerdings gab es in der Physik im 20. Jahrhundert eine große Umwälzung. Weltberühmte Physiker und Nobelpreisträger wie Max Planck (1858–1947), Albert Einstein (1879–1955), Niels Bohr (1885–1962), Erwin Schrödinger (1887–1961) und Werner Heisenberg (1901–1976) erschütterten das naturwissenschaftliche Weltverständnis. Sie fanden heraus, dass die klassische Physik nur einen Teil der Realität beschreibt. Masse, Gewicht, Geschwindigkeit, Beschleunigung, Magnetismus, Druck, Elektrizität, Energie – alle diese Dinge lassen sich mit den Mitteln und Formeln der klassischen Physik gut berechnen. Wenn wir den Blick allerdings auf die atomare Ebene oder in die Weiten des Weltalls lenken, funktionieren die Formeln der klassischen Physik nicht mehr.

Für die Medizin hat das klarerweise eine große Bedeutung. Auch der menschliche Körper besteht letztlich aus Atomen, beinhaltet also einen Mikrokosmos. In diesen Mikrokosmos ist die Medizin bislang nur zaghaft vorgedrungen. Die medizinische Wissenschaft macht um das Thema Quantenphysik nach wie vor einen Bogen.

Gleichzeitig ist die Quantenphysik in der breiten Bevölkerung in Form von Schlagworten angekommen. Zwar wissen nur die wenigsten, was unter Welle-Teilchen-Dualismus, Photonen, Quanten und Quantenverschränkung wirklich zu verstehen ist. Die überwiegende Mehrheit weiß jedoch zumindest, dass die Quantenphysik eine bedeutende wissenschaftliche Entwicklung darstellt.

In der Quantenphysik steckt ein enormes Potential für die Weiterentwicklung der Medizin. Wir können davon ausgehen, dass die Ansicht von Virchow, alle Krankheiten gingen von Fehlentwicklungen der Zellen aus, überholt ist. Die Erkenntnisse der Quantenphysik deuten darauf hin, dass es Ursachen für die Fehlentwicklung von Zellen auf der Ebene der Atome gibt. Dabei spielen unsere Gedanken möglicherweise eine bedeutende Rolle.

Schauen wir uns die Welt der Atome näher an. Wir selbst, alle Lebewesen und Dinge, die uns umgeben, sind aus Atomen zusammengesetzt.

Die meisten Menschen haben aus der Schulzeit das mittlerweile überholte Atommodell von Niels Bohr vor Augen. Laut diesem Modell gibt es einen Atomkern mit positiv geladenen Protonen und neutralen Neutronen. Rundherum ziehen die negativ geladenen Elektronen ihre strengen Bahnen, ähnlich wie die Planeten um die Sonne. Heute wissen wir, dass dieses Modell die Realität nur unzureichend widerspiegelt.

Etwas näher an die Realität eines Atoms dürfte folgende Vorstellung kommen: Stellen Sie sich eine Nebelwolke ohne klare Form und Begrenzung vor. Diese Nebelwolke besteht aus Elektronen, aber auch masselosen Energieteilchen, die überall umherschwirren. Mittendrin im Nebel schwebt ein winziges Pünktchen. Das ist der Atomkern, die einzig halbwegs stabile, feste Struktur im Atom.

Um die Größenverhältnisse zu veranschaulichen: Hätte die Hülle des Atoms, die Nebelwolke, einen durchschnittlichen Durchmesser von fünf Metern, wäre der Atomkern nur so groß wie ein Stecknadelkopf. Wäre der Atomkern so groß wie ein Fußball, wäre das Atom wesentlich größer als ein Fußballstadion. Die unförmige Nebelwolke hätte einen durchschnittlichen Durchmesser von mehr als einem Kilometer. Zwischen zwei fußballgroßen Atomkernen in benachbarten Nebelwolken wäre Platz für zehn Fußballfelder.

Dieser vergleichsweise winzige Atomkern bildet das Zentrum des Atoms. Dort verdichten sich rund 99,5 Prozent der Masse. Die fast masselosen Elektronen bilden den Nebel und machen nur 0,5 Prozent der Masse eines Atoms aus. Sie bewegen sich nicht wie auf Planetenbahnen, wie es noch Bohr in seinem berühmten Modell dargestellt hat. Vielmehr schwirren sie kreuz und quer herum, auch durch den Atomkern hindurch.

Die Geschwindigkeit, mit der sich Elektronen im Atom bewegen, ist enorm: 900 km/sec. Das entspricht über drei Millionen Kilometer pro Stunde. Durch diese Geschwindigkeit bekommt die Materie ihre Stabilität und Festigkeit.

Die von uns wahrgenommene Materie besteht also nur aus winzigen Massepünktchen und vergleichsweise viel Raum dazwischen. In diesem Freiraum flitzen nicht nur Elektronen herum. Wie wir heute wissen, bewegen sich dort unter anderem auch eine Fülle von masselosen Energiequanten und elektromagnetische Strahlen.

Die Energiequanten entdeckte Max Planck. Im Jahr 1900 fand er heraus, dass Energie nicht unendlich zerteilt werden kann. Stattdessen wird sie in winzig kleinen Portionen aufgenommen und abgegeben. Diese Energieportionen bezeichnen wir als Quanten, bei Lichtstrahlen als Photonen. Das war die Geburtsstunde der Quantenphysik. Für seine revolutionäre Entdeckung erhielt Planck 1918 den Nobelpreis. Ihm zu Ehren werden diese kleinen Energieportionen auch als Plancksches Wirkungsquantum bezeichnet.

Photonen sind masselose Partikel. Sie bringen kein Gewicht auf die Waage. Sie bewegen sich mit Lichtgeschwindigkeit fort. Treffen sie auf ein Hindernis, geben sie Energie ab und verschwinden spurlos. Sie können allerdings scheinbar aus dem Nichts wieder auftauchen. Anders als massehaltige Teilchen werden Photonen beim Hinauffliegen gegen die Schwerkraft nicht langsamer. Da sie selbst keine Masse haben, werden sie von Masse nicht angezogen. Allerdings lässt Masse die Energieteilchen nicht ganz unbeeinflusst. Beim Flug gegen die Schwerkraft geben die Photonen Energie ab, ihre Wellenlänge und somit ihre Farbe verändern sich.

Das Verhältnis zwischen Masse, also dem Atomkern samt Elektronen, zu übrigem Raum mit Photonen und Wellen beträgt ca. eins zu einer Milliarde. Unser Organismus besteht zu 99,999999999 Prozent aus materiefreiem Raum mit Photonen, Wellen und Strahlung und nur zu 0,000000001 Prozent aus Materie. Würden wir den materiefreien Raum aus dem Körper entfernen, wären wir als Erwachsene nur rund zwei Millionstel Millimeter groß.

Die klassische Physik untersuchte im Wesentlichen nur den materiellen Aspekt der Wirklichkeit. Sie ist seit mehr als einem Jahrhundert überholt. Aber genau auf diesem alten Boden steht unsere Medizin. Das, wovon wir bisher glaubten, dass es die Wirklichkeit ausmacht, entspricht lediglich einem Milliardstel. Dieses Milliardstel können wir sehen und im wahrsten Sinne des Wortes begreifen. Die Quantenphysik beschäftigt sich hingegen vor allem mit dem materiefreien Raum zwischen den Massepünktchen.

Früher dachten die Physiker, der materiefreie Raum sei leer. Ein Vakuum. Er ist jedoch voller unterschiedlicher Energieformen, voller masseloser energiehaltiger Partikel und Strahlung.

Das gilt nicht nur für die Welt der Atome, sondern auch für das Weltall. Dass der scheinbar leere Raum zwischen den Himmelskörpern nicht leer ist, konnte 1986 bewiesen werden. Die U.S. Air Force förderte eine Studie, die im bereits erwähnten naturwissenschaftlichen Magazin »Nature« veröffentlicht wurde: Ein NASA-Satellit fotografierte den Raum zwischen den Himmelskörpern mit speziellen Kameras und schickte die Aufnahmen an das US-amerikanische Chandra Observatorium. Durch spezielle Computerprogramme konnte schließlich sichtbar gemacht werden, was da ist: Alle Himmelskörper sind in einem riesengroßen Energiefeld eingebettet. Durch dieses Feld sind alle Himmelskörper miteinander verbunden. Bei dem Energiefeld handelt es sich um fadenartig vernetzte Energiemuster. Gewissermaßen hat es sogar Ähnlichkeit mit den Nervenbahnen menschlicher Gehirne. Fakt ist: Es gibt kein Vakuum, lediglich materiefreien Raum.

Es liegt nahe, dass sich auch in unserem Inneren Energiefelder und fadenartig vernetzte Energiemuster bilden. Die Traditionelle Chinesische Medizin geht in Form der Meridiane seit Jahrtausenden von der Existenz von Energiebahnen aus. Die traditionelle indische Heilkunst Ayurveda beschreibt feinstoffliche Energieleitbahnen, die Nadis. Vor allem Akupunktur sowie bestimmte Yoga-Techniken gehen davon aus, dass Vernetzung und Stimulation von Energielinien und Lösung von Energieblockaden möglich seien und dies der Gesundheit dienen könne. Diese Annahmen beruhen auf jahrtausendealtem Erfahrungswissen.

Der wissenschaftliche Nachweis dieser Energiemuster steckt wohlgemerkt noch in den Kinderschuhen. Aber die Quantenphysik kommt bei diesem nach wie vor umstrittenen Thema den fernöstlichen Heiltraditionen einen großen Schritt entgegen.

Unsere Körperenergie wirkt nachweislich über unseren Körper hinaus. Die amerikanischen Forscher Glen Rein, ein Biochemiker, und Rollin McCraty, ein Psychophysiologe, führten mehrere Studien durch, um das elektromagnetische Feld des Herzens zu untersuchen. Das Quantenfeld um den menschlichen Körper wird durch die Ströme des Nervensystems und zahlreiche elektrisch geladene Moleküle verursacht. In einem Quantenfeld befinden sich zahlreiche Photonen sowie geladene und ungeladene Wellen, die alle aufeinander abgestimmt sind. Beim Menschen ist dieses Energiefeld auf Höhe des Herzens am größten. Hier beträgt der Durchmesser dieses Feldes mindestens zwei bis drei Meter. Alles, was sich einem Menschen auf weniger als ein bis zwei Meter nähert, interagiert somit jedenfalls mit dessen Quantenfeld.

Die klassische Physik war stets um strikte Trennungen und Abgrenzungen bemüht. Die Quantenphysik legt aber nahe, dass zwischen dem Körperinneren und -äußeren eines Menschen nicht mehr strikt getrennt werden kann. Die Übergänge sind fließend.

Welche Möglichkeiten sich für heilende Einflussnahmen ergeben, wenn sich menschliche Quantenfelder durchkreuzen, bleibt noch zu erforschen. Die wenigen Experimente, die es bislang in diesem Bereich gibt, deuten darauf hin, dass die Wirkung beachtlich sein könnte. Insofern wären Fortschritte der medizinischen Forschung in diesem Bereich wünschenswert.

Um zu verstehen, was sich da in einem Quantenfeld überhaupt durchkreuzt, müssen wir uns bewusst machen, was diese Quanten überhaupt sind. Also zurück zu den Ursprüngen der Quantenphysik. Im 19. Jahrhundert gab es lange Streit unter den Physikern, ob das Licht eine Welle sei oder aus Teilchen bestehe. Bis Planck und Einstein nachwiesen: Lichtstrahlen bestehen aus Photonen und weisen sowohl die Eigenschaft einer Welle als auch von masselosen Teilchen auf. Dieser sogenannte Welle-Teilchen-Dualismus ist verblüffend: Ein und dasselbe Photon kann zwei unterschiedliche Dinge sein. Das ist bis heute mit unserem Alltagsverständnis von den Dingen, die uns umgeben, nur schwer in Einklang zu bringen.

Aber damit nicht genug. Die Quantenphysik fand auch heraus: Wenn einzelne Photonen gemessen werden, nehmen sie entweder Wellen- oder Teilchencharakter an, je nachdem, was der Forscher messen will. Das bedeutet: Das Bewusstsein des Forschers lässt eine von zwei vorhandenen Möglichkeiten Realität werden. Das ist nicht nur der Beweis dafür, dass es in der Wissenschaft keine unabhängigen außenstehenden Forscher geben kann. Es ist auch der Beweis dafür, dass das Bewusstsein, also unser Denken, in der Lage ist, unmittelbar Realität zu schaffen. Zumindest in der Welt der Atome.

Wohlgemerkt funktioniert das unabhängig von der Messtechnik. Es ist tatsächlich das Bewusstsein des messenden Forschers, das eine bestimmte Realität aus einer vorgegebenen Anzahl von, in diesem Fall, zwei Möglichkeiten erzeugt.

In die gleiche Richtung deutet auch die sogenannte Unschärferelation. Heisenberg fand heraus, dass es unmöglich ist, Aufenthaltsort und Geschwindigkeit von Elektronen gleichzeitig zu bestimmen. Entweder kann ihre Bewegungsbahn oder ihre Geschwindigkeit gemessen werden. Nie beides gleichzeitig. Der Grund dafür ist erstaunlich: Wir beeinflussen durch die Beobachtung und durch das Messen das

Verhalten der Elektronen. Das Teilchen ändert dadurch entweder seine Geschwindigkeit oder seine Bahn. Es besteht eine ständige Wechselwirkung zwischen dem, der misst, und dem, was er misst. Wie es schon Einstein in der Relativitätstheorie beschrieb.

In der klassischen Physik war dergleichen undenkbar. Es galt die Regel, dass Forschende objektiv sein sollen. Auf das Ergebnis eines Experiments Einfluss zu nehmen, war verpönt. Forscher sollten ihre Experimente von einer unabhängigen Position aus beobachten, um das Ergebnis nicht zu verfälschen. Dadurch sollte jeder x-beliebige Forscher den Versuch seines Vorgängers beliebig oft wiederholen können und jedes Mal zum selben Ergebnis kommen. Dieses Prinzip hat auch wunderbar funktioniert und uns von der Dampfmaschine über das Flugzeug bis zum Telefon alle möglichen Segnungen der Technik beschert. Es ist doch egal, wer den Wasserkocher einschaltet und ob derjenige glaubt, dass Wasser bei hundert Grad zu kochen beginnt oder nicht: Das Wasser beginnt bei hundert Grad Celsius zu sieden. Also hat die klassische Physik doch recht, oder?

Die klassische Physik hat sich auf die Erforschung von linearen Ursache-Wirkung-Zusammenhängen im Bereich der Materie konzentriert. Sie hat aus der Realität jene Phänomene isoliert, bei denen eine bestimmte Einwirkung so gut wie ausschließlich zu einer bestimmten Folgewirkung führt, weil es in diesem speziellen Fall beinahe nur diese eine Möglichkeit der Folgewirkung gibt. Oder anders gesagt: Bei der Einwirkung »Wasserkocher einschalten« gibt es – abgesehen von der kleinen Restchance, dass der Wasserkocher defekt ist oder ein Stromausfall eintritt – nur eine Möglichkeit, die sich realisieren kann: Das Wasser beginnt zu kochen.

Die Quantenphysik ist aus diesem linearen Schema ausgebrochen. Sie beschäftigt sich auch mit Phänomenen, bei denen sich zwei oder mehr Möglichkeiten realisieren können. Photonen können Welle oder Teilchen sein. Sie können aber auch positiv oder negativ geladen sein, sich links oder rechts herum drehen. Je nachdem, welche Information sie durch den Beobachter erhalten.

Aber damit nicht genug. Mit ihren festgelegten Eigenschaften beeinflussen die Photonen und Elektronen auch andere Teilchen, die dann ebenfalls die gleichen Eigenschaften aufweisen. Das Bewusstsein des Beobachters kann also indirekt auch andere Teilchen beeinflussen.

Außerdem können Quantenobjekte, also subatomare Teilchen und kleine Moleküle, auch über große Distanzen hinweg miteinander in Verbindung stehen und sich gegenseitig beeinflussen. Dieses Phänomen bezeichnen wir als Quantenverschränkung. Einstein bezeichnete das als »spukhafte Fernwirkung«. Voraussetzung für die gegenseitige Beeinflussung auch über größere Distanzen hinweg ist es, die Teilchen vorher in einen gemeinsamen Zustand zu bringen. Das heißt, sie müssen gemeinsam die gleiche Information erhalten haben und die gleichen Eigenschaften aufweisen. Ändert sich nun der Zustand eines Teilchens, ändert sich unmittelbar auch der Zustand des anderen. Erstaunlicherweise passiert die Informationsübertragung im selben Moment. Sie braucht weder Zeit, noch muss sie eine Wegstrecke zurücklegen.

Das ist nicht nur Theorie. 2012 gelang der Arbeitsgruppe des Wiener Quantenphysikers Anton Zeilinger ein bahnbrechendes Experiment. Auf der kanarischen Insel La Palma verschränkten die Forscher zwei Photonen. Beide Photonen wiesen die gleichen Eigenschaften auf. Eines der beiden Photonen, eingefangen in einem Glasfaserkabel, brachten die Forscher auf die 143 Kilometer entfernte Nachbarinsel Teneriffa. Sodann verschränkten die Forscher das Photon auf La Palma mit einem dritten Photon. Das erste Photon nahm die Eigenschaften des dritten Photons an. Im selben Moment änderten sich auch die Eigenschaften des zweiten Photons auf Teneriffa entsprechend.

Dieser Vorgang wird auch als Quantenteleportation bezeichnet. Bedauerlicherweise ist es nicht die Medizin, die solche Forschungen vorantreibt, sondern die Nachrichtentechnik. Diese Art der Kommunikation bietet nämlich einen profanen Vorteil: Sie ist abhörsicher.

Dass Quantenkommunikation nicht nur im atomaren Bereich funktioniert, zeigt folgendes Experiment von Jacobo Grinberg-Zylberbaum und seinen Kollegen im Jahr 1994: Zwei Menschen, die in der Technik der Meditation weit fortgeschritten waren, meditierten zwanzig Minuten nebeneinander im gleichen Raum. Beide waren jeweils an ein EEG-Gerät angeschlossen und saßen auf einer Vorrichtung, auf der sie leicht hin und her geschoben werden konnten, ohne die Meditation zu unterbrechen. Sie saßen zunächst einfach still nebeneinander und hielten ihre Augen geschlossen. Dadurch verschränkten sie ihre Energie in Form der Photonen miteinander. Am EEG war zu erkennen, dass sich die von den Gehirnen ausgehenden elektromagnetischen Wellen anglichen. Nachdem ein Gleichklang der Wellen hergestellt war, wurden die beiden, weiterhin meditierend, räumlich getrennt. Ihre Gehirnströme blieben dennoch sichtlich gleichgeschaltet. Beide Personen saßen weiterhin still und hatten geschlossene Augen.

Eine Person wurde daraufhin in einen faradayschen Käfig geschoben, den elektromagnetische Wellen nicht durchdringen können. Die Gehirnströme blieben weiterhin ident.

Nun wurde einer der beiden Meditierenden mit Lichtblitzen gereizt, was zu einer Zunahme der Gehirnaktivität und zu einem deutlichen Ausschlag am EEG führte. Erstaunlicherweise zeigte auch der zweite Meditierende im selben Moment trotz der räumlichen Trennung und trotz Verhinderung der Übertragung von elektromagnetischen Wellen durch den faradayschen Käfig den gleichen Ausschlag am EEG. Die gleiche Zunahme der Gehirnaktivität, obwohl der Zweite keinen Lichtblitzen ausgesetzt war. Das Phänomen der »spukhaften Fernwirkung«, wie Einstein es bezeichnet hatte, gilt also auch für den menschlichen Organismus, zumindest was sein Nervensystem betrifft.

Wohlgemerkt: Wir dürfen uns von solchen wundersamen Entdeckungen nicht blenden lassen. Einstweilen ist nur bewiesen, dass Quantenkommunikation auch für uns

Menschen funktioniert. Von der Kommunikation bis zur Heilung ist es noch ein weiter Weg, zumindest was den wissenschaftlichen Nachweis betrifft.

Immerhin steht fest: Gedanken und Gefühle führen zu elektromagnetischen Strömen, die sich messen lassen. Nach den Gesetzen der Quantenphysik kommunizieren sie mit allen Körperzellen und beeinflussen darüber hinaus auch die Umgebung. Haben sich die Photonen zweier oder mehrerer Menschen durch ein Naheverhältnis miteinander verschränkt, kann ein Informationstransfer unmittelbar auch über eine weitere Distanz stattfinden, ohne dass die Information dazu diese Distanz zurücklegen müsste. Was an einem Ort passiert, kann sich dann an einem anderen Ort auswirken.

Viele bisher als esoterisch abgetane Phänomene erscheinen dadurch in neuem Licht. Sie sind quantenphysikalisch erklärbar. Wie zum Beispiel die Tatsache, dass Mütter mitunter über weite Distanzen spüren, wie es ihren Kindern geht. Oder wir im Voraus wissen, wer gleich anrufen wird.

Unser Verständnis für die Realität lässt sich durch Anwendung der Erkenntnisse der Quantenphysik erweitern. Aber was hat das alles mit Heilung zu tun? Sehr viel. Da ist zunächst die Information, die wir aus dem Raum rund um die Massepünktchen gewinnen können.

Der russische Biologe und Mediziner Alexander Gurwitsch (1874–1954) gilt als Erstbeschreiber der ultraschwachen Zellstrahlung, also der Photonenemission von biologischen Systemen, auch Biophotonen genannt. Er entdeckte diese Form der schwachen Lichtstrahlung 1923 an Zwiebeln und schließlich auch an menschlichen Zellen. Er behauptete, aufgrund einer veränderten Zellstrahlung im Blut nachweisen zu können, ob Personen an Krebs leiden oder nicht. Seine Erkenntnisse waren seinerzeit umstritten und wurden als unwichtig abgetan.

Heute bestätigen einige wissenschaftliche Studien die Existenz der ultraschwachen Photonenemission von Zellen. Die Studien wurden teils in anerkannten medizinischen Fachjournalen publiziert. Daher gilt heute als erwiesen: Alle Körperzellen geben in Abhängigkeit von ihrer Stoffwechselaktivität ständig eine schwache Strahlung ab, die auf benachbarte Zellen einwirkt. Wahrscheinlich sind Biophotonen wichtige Informationsträger und Zellen kommunizieren über diese Strahlung miteinander. Diese Strahlung scheint sich bereits im Frühstadium von Krankheiten zu verändern. Virusbefallene Zellen zeigen eine veränderte Biophotonenemission.

Biophotonen machen wahrscheinlich auch einen bedeutenden Qualitätsunterschied bei Nahrung aus, denn sie speichern große Mengen an Energie. Auf dem Gebiet der Biophotonik sind in den kommenden Jahren und Jahrzehnten mit Sicherheit noch viele spannende wissenschaftliche Erkenntnisse zu erwarten.

Mehrere Firmen entwickelten in den letzten Jahrzehnten medizinische Testgeräte nach den Gesetzen der Quantenphysik. Ursprünglich waren das Entwicklungen für die Raumfahrt. Die Geräte messen die elektromagnetischen

Frequenzen von unterschiedlichen Körpergeweben, von Zellen und Zellbestandteilen. Diese Messungen werden mit Normalfrequenzen verglichen. Treten Abweichungen auf, kann das auf ein krankhaftes Geschehen im Zellstoffwechsel hinweisen. Dazu gibt es bisher nur kleine Studien, keine wirklich gesicherten wissenschaftlichen Beweise. Aber möglicherweise werden diese Messsysteme in Zukunft für die Prävention von Erkrankungen eine Rolle spielen. Denn Änderungen in der Biophotonenstrahlung scheinen krankhaften Zellveränderungen vorauszugehen. In Zukunft wird es vielleicht möglich sein, Veränderungen im Zellstoffwechsel treffsicher nachzuweisen, bevor es zum Ausbruch einer Erkrankung kommt. Dann kann gezielt vorgebeugt werden.

So weit ein schlaglichtartiger Einblick zu den neuen Möglichkeiten für die Apparatemedizin. Aber was hat das nun mit der Heilkraft der Gedanken zu tun?

Die Quantenphysik legt folgende Interpretation unseres Bewusstseins, also unserer Gedanken nahe: Es sieht so aus, als wäre unser Bewusstsein auch ein Mechanismus, den wir dazu nutzen können, aus Möglichkeiten Realität zu machen. Das Bewusstsein macht aus einem unbestimmten Etwas, einem äußeren Sinnesreiz oder einer inneren Körperregung, eine bestimmte Information. Aus etwas, das sich uns als Möglichkeit zeigt, wird ein Gedanke.

Was ein Gedanke eigentlich ist, ist wissenschaftlich nicht restlos geklärt. Sicher wissen wir: Gedanken erzeugen elektromagnetische Ströme, die aus Photonen bestehen. Zudem wissen wir, dass jedes einzelne Photon Informationen speichern kann. Ein einziges Photon hat theoretisch eine größere Speicherkapazität als unser Gehirn. Somit bestehen Gedanken höchstwahrscheinlich zumindest zum Teil aus Photonen. Das erscheint logisch, ist jedoch noch nicht erforscht.

Was jedoch außer Zweifel steht: Jeder Gedanke bewirkt eine Übersetzung einer auftauchenden Möglichkeit in neue, physikalisch messbare Prozesse. Beim Denken erzeugen wir elektromagnetische Wellen, die als Energiefeld unsere Umgebung und unseren eigenen Körper durchdringen. Diese wiederum ermöglichen eine Quantenverschränkung mit anderen Lebewesen.

Das klingt beeindruckend. An diesem Punkt endet allerdings das gesicherte Wissen. Wir wissen nur, dass wir im atomaren und molekularen Bereich eindeutige Wirkungen des menschlichen Bewusstseins auf kleinste Teilchen feststellen können. Nun werden Sie zu Recht denken: Dass unser Wissen seit vielen Jahrzehnten nicht über diesen Punkt hinausgekommen ist, ist bedauerlich und unbefriedigend. Denn an dieser Stelle wird die Frage der Beeinflussbarkeit der Realität durch Gedanken erst richtig spannend. Lässt sich denn in Bezug auf die Heilkraft der Gedanken gar nichts mehr sagen?

Um Sie nicht mit einer enttäuschten Erwartung hängen zu lassen, möchte ich an dieser Stelle ausnahmsweise den wissenschaftlich gesicherten Boden verlassen. Ich möchte mit aller gebotenen Vorsicht ein wenig weiterdenken, um zu zeigen, in welche Richtung sich die quantenmedizinische Forschung in den kommenden Jahren abseits der Apparatemedizin noch bewegen könnte.

Für viele Menschen mag es undenkbar erscheinen, dass unter den richtigen Voraussetzungen eine innere Vorstellung unmittelbar zu manifesten körperlichen Veränderungen führen kann. Allerdings beweist die Quantenphysik, dass dies tatsächlich möglich ist. Unser Bewusstsein erzeugt Frequenzen, die Informationen übertragen. Diese Informationen formen Materie. Das ist nicht nur Theorie. Wie wir oben gesehen haben: Wenn Gedanken oft wiederholt werden, bilden sich Synapsen an den Nervenzellen. Das beweist, dass Gedanken auf die Entwicklung von Körperzellen wirken können. Auf Basis der Quantenphysik können wir davon ausgehen, dass diese körperlichen Veränderungen im atomaren Bereich ihren Ausgangspunkt haben. Dass wir mit Gedanken nicht nur auf Nervenzellen Einfluss nehmen, steht außer Zweifel. Nur die Frage, wie wir auf unsere Körperzellen gezielt Einfluss nehmen können, bleibt zu erforschen.

Im Prinzip ist also eine Heilung von körperlichen Beschwerden mittels Gedankenkraft möglich. Allerdings steht eine körperliche Heilung mittels Gedanken vor einem großen praktischen Problem: Wechselwirkungen. Die bisherigen Experimente im atomaren Bereich sind streng abgeschirmt. Dort kann ein menschliches Bewusstsein gleichsam ungestört auf kleinste Teilchen wirken. In unserem medizinischen Alltag hingegen lassen sich andere Einflüsse nicht gut ausschalten. Es gibt normalerweise viele Wechselwirkungen, die sich überlagern und konterkarieren. Es beginnt schon bei den Patienten selbst. Die Patienten sind keine einzelnen kleinen Teilchen, die sich durch das Bewusstsein eines Arztes einfach informieren lassen. Ganz im Gegenteil. Patienten haben ein eigenes Bewusstsein, das mit großer Wahrscheinlichkeit nicht dieselben Informationen aussendet wie der behandelnde Arzt oder das soziale Umfeld. Dass eine Quantenverschränkung bei der Begegnung zwischen Arzt und Patient stattfindet, ist zwar möglich. In den meisten Fällen wird sie allerdings mangels Zeit und Tiefe der Verbindung vorübergehend sein und von der nächsten Begegnung des Patienten mit anderen Personen wahrscheinlich wieder »uminformiert« werden.

Die Gedanken von Arzt und Patient, aber auch von Angehörigen und dem sozialen Umfeld spielen eine entscheidende Rolle für den Heilungsprozess. Das Denken kann nur dann bestimmte Möglichkeiten real werden lassen, wenn Arzt und Patient dasselbe denken, also ihre elektromagnetischen Wellen gemeinsam dieselbe Möglichkeit erfassen und real werden lassen. Theoretisch gäbe es eine Möglichkeit, um das zu ermöglichen und Wechselwirkungen auszuschalten. Arzt und Patient müssten viel Meditationserfahrung mitbringen, um ihre Gedanken von der Außenwelt abzuschirmen und in Gleichklang zu bringen. Ob dergleichen auch mittels Hypnose zu erreichen wäre, ist fraglich. Eine annähernd vollständige Quantenverschränkung zwischen Arzt und Patient wäre jedenfalls die Voraussetzung für eine gezielte heilende Intervention auf der Ebene der Quanten.

Wir sollten uns aber davor hüten, von der Quantenmedizin ein Allheilmittel zu erwarten. Jedenfalls bleibt in diesem Feld eine Unmenge an Forschungsarbeit zu leisten.

Wie komplex die Zusammenhänge sind, belegt folgendes Experiment: 1993 untersuchten Glen Rein und Rollin McCraty, ob Gefühle einen Einfluss auf die menschliche DNA ausüben. An der Untersuchung nahmen Heiler teil, die darin geübt waren, ein Gefühl von tiefer Liebe für längere Zeit aufrechtzuerhalten. Als Kontrollgruppe dienten Studenten, die nicht darin geübt waren, Gefühle bewusst abzurufen. Die Heiler waren in der Lage, durch ein Gefühl von intensiver Liebe DNA zu beeinflussen. Die DNA änderte nachweislich ihre Konfiguration. Wie bereits im Kapitel über die Epigenetik beschrieben, ist die DNA in jedem Zellkern dicht zusammengepackt. In der Studie zeigte sich: Liebevolle Gefühle lockern die Faltung und Verschnürung der DNA. Dadurch eröffnen sich neue Möglichkeiten der Genregulation, wie im Kapitel Epigenetik erörtert.

Ein Student hatte während des Experiments unbeabsichtigt negative Gefühle. Die Faltung der DNA verfestigte sich daraufhin, die Möglichkeit, die Genregulation positiv zu beeinflussen, nahm ab.

Der russische Forscher Vladimir Poponin untersuchte Mitte der 1990er-Jahre, wie sich Photonen in Bezug auf menschliche DNA verhalten. Dazu erzeugte er in einer Röhre ein Vakuum. Wie Sie bereits wissen, ist ein Vakuum kein leerer Raum. Es enthält zwar keine Materie, aber Energiequanten und unterschiedliche Wellen. Erwartungsgemäß waren die Photonen homogen in der Röhre verteilt. Nun wurde menschliche DNA in die Röhre gegeben. Die Photonen ordneten sich daraufhin alle um die DNA herum an.

Die DNA zieht also masselose Teilchen an. Das wäre an sich bereits erstaunlich genug. Allerdings zeigte sich noch etwas anderes: Als die Forscher die DNA wieder aus der Röhre entfernten, behielten die Energiequanten ihre Anordnung in Form der DNA bei. Das belegt klar, dass die menschliche DNA ihre Umgebung beeinflusst. Es erfolgt augenscheinlich ein Informationsaustausch zwischen DNA und den sie umgebenden Photonen.

Diese verblüffenden Forschungsergebnisse zeigen, dass wir noch viel Grundlagenforschung betreiben müssen, bis wir ein fundiertes Wissen haben werden, was hier eigentlich passiert.

Die skizzierten Probleme und unser Nichtwissen erklären, warum bisherige Versuche, allein mittels Gedanken zu heilen, augenscheinlich nicht gut funktionieren. Es ist nicht Aufgabe dieses Buches, die Scharlatanerie im Bereich der Geistheilung zu entlarven. Wenn Sie die obigen Gedankengänge aufmerksam verfolgt haben, sollten Sie zumindest davor geschützt sein, auf Quantenmedizin als Marketing-Gag hereinzufallen.

Die Medizin hat bei der Integration der Quantenphysik noch einen denkbar weiten Weg vor sich. Aber für Sie und die Heilkraft Ihres eigenen Denkens sind die Erkenntnisse der Quantenphysik schon heute unmittelbar relevant. Der

Einfluss, den unsere Umgebung auf der Ebene der Quanten auf uns nimmt, ist augenscheinlich. Daher mein Rat: Suchen Sie im Fall einer Erkrankung den Kontakt zu Personen, die diese Krankheit bereits überwunden haben oder auf dem Weg der Heilung schon weiter fortgeschritten sind als Sie. Vorbilder sind immer eine gute Motivation und ermutigen uns, über uns selbst hinauszuwachsen. Dass solche Vorbilder auch auf der Ebene der Quanten einen positiven Einfluss auf uns haben, ist zumindest nicht auszuschließen.

Die Arzt-Patienten-Beziehung gewinnt vor dem Hintergrund der Quantenphysik noch mehr an Bedeutung. Ärzte, Therapeuten und medizinisches Personal, die am Wohlbefinden Ihrer Patienten echtes Interesse haben, fördern die Gesundheit ihrer Patienten wahrscheinlich auch auf Ebene der Quanten. Vor dem Hintergrund der Quantenphysik ist es wichtig, dass Ärzte und Therapeuten mit den Patienten an einem Strang ziehen und Zuversicht bezüglich einer Genesung ausstrahlen. Sind Erkrankungen bereits weit fortgeschritten und eine körperliche Heilung unrealistisch, kann sich die gemeinsame Zuversicht immer noch auf eine Linderung des Leidens und psychisches Wohlergehen beziehen. Sich die Existenz der Quantenwirkung im medizinischen Bereich bewusst zu machen und Ärzte und Therapeuten entsprechend auszuwählen, kann den Verlauf von Krankheiten positiv beeinflussen.

Auch mit Ihrem eigenen Bewusstsein können Sie zu Ihrer Heilung beitragen. Nicht nur, indem Sie Ihr Gehirn dazu bringen, Sie bei der Umsetzung eines gesünderen Lebensstils zu unterstützen. Sondern auch, indem Sie die Erkenntnisse der Quantenmedizin auf sich selbst anwenden. Denn Ihr eigenes Bewusstsein wirkt permanent auf alle Ihre Körperzellen. Es ist daher relevant, wie Sie über sich selbst denken. Ein achtsames und liebevolles Bewusstsein für sich selbst ist demnach eine wichtige Voraussetzung für ein langes Leben in Gesundheit.

Vor diesem Hintergrund wird erklärbar, warum die Technik des zielgerichteten Denkens in Kombination mit einer Quantenfokussierung im Fall von Tania Seifert so erfolgreich war. Die Technik des zielgerichteten Denkens lässt sich bedenkenlos in Kombination mit allen anderen Therapieformen anwenden. Sie wird im abschließenden Kapitel noch ausführlich dargestellt.

In Kombination mit der Quantenfokussierung funktionieren zielgerichtete Gedanken meiner Erfahrung nach umso besser, je stärker die Quantenverschränkung im Vorfeld stattgefunden hat. Speziell im Verhältnis zwischen Eltern und Kindern habe ich immer wieder Erfolg mit dieser Methode. Zwar gibt es dazu keine wissenschaftlichen Studien, aber wir können auf Basis der Theorie davon ausgehen, dass zwischen Eltern und Kindern eine starke Quantenverschränkung besteht, da die Kinder biologisch als befruchtete Eizelle aus den Eltern hervorgegangen sind. Auch in den ersten Lebensjahren ist die Verbindung meist stark. Ob und wie sehr die Verbindung im Laufe der Ablösungsprozesse nachlässt, ist noch nicht erforscht. Die Erfahrungen zeigen jedoch immer wieder, dass die Verbindung zwischen Eltern und Kindern auch im Erwachsenenalter noch ausgeprägt ist. Darum sind Familienbande im Guten wie im Schlechten für unsere Gesundheit so entscheidend.

Daher habe ich Tania Seifert zum Versuch geraten, es mit einer Quantenfokussierung auf den Vater zu probieren. Zu ungewöhnlichen Methoden rate ich Patienten ansonsten immer mit dem Hinweis, dass sie bitte zuerst alle Methoden ausschöpfen sollen, die wissenschaftlich gesichert sind. Aber Tania Seifert hatte schon alles Mögliche probiert.

Ich habe ihr erklärt, dass sie mit der Konzentration auf die eigenen Quanten auch die Quanten beeinflussen kann, die damit verschränkt sind, also auch das Quantenfeld ihres Vaters. Außerdem habe ich ihr erklärt, dass ihr eigenes Denken tatsächlich neue Realitäten schaffen kann.

Anfangs war sie natürlich skeptisch. Natürlich ist das kein Verfahren, das beim jetzigen Stand der Forschung einigermaßen wissenschaftlich getestet werden könnte. Aber es ist auf Basis der theoretischen Grundlagen plausibel und funktioniert erstaunlich oft. Ich konnte ihr wohlgemerkt keine Garantie geben, dass es bei ihr funktioniert. Zumal es allein an ihr liegt, wie sehr sie sich wirklich auf die Zielbilder konzentrieren und dabei positive Gefühle entwickeln kann.

Trotz diesem Mangel an Wissenschaftlichkeit muss ich gestehen, dass mich besonders Fälle wie jener von Tania Seifert dazu inspiriert haben, dieses Buch zu schreiben. Ich bin der festen Überzeugung, dass in unseren Gedanken noch viel mehr Potential für Heilung steckt, als wir heute zu träumen wagen.

ALTES WISSEN

Nanu? Was soll hier jetzt noch ein Kapitel über traditionelle Heilmethoden? Und was haben diese überhaupt mit Wissenschaft zu tun? Für die Wirksamkeit der alternativmedizinischen Therapien fehlen doch die wissenschaftlichen Belege. Oder?

Alte Traditionen wissen um das Zusammenspiel von Körper, Geist und Seele schon seit Jahrtausenden. So sagte der chinesische Philosoph Konfuzius (551–479 v. Chr.) schon vor zweieinhalbtausend Jahren: »Wenn ich einen Satz auswählen sollte, um meine ganze Lehre zusammenzufassen, würde ich sagen: Lass nichts Böses in deinen Gedanken sein.«

Was moderne Wissenschaften über das Zusammenspiel von Körper, Gefühlen und Gedanken gerade herausfinden, ist in alten medizinischen Traditionen selbstverständlich. Sie betrachten Körper und Geist von jeher als Einheit. Daher berücksichtigten die Ärzte im alten China bei der Therapie stets auch die Psyche der Patienten.

Dazu ist folgende eindrucksvolle Geschichte überliefert: Der mächtige chinesische Kaiser war krank. Eine tiefe Depression hatte ihn ergriffen. Er aß, trank und schlief nicht mehr und kümmerte sich nicht mehr um die Staatsgeschäfte. Er interessierte sich auch nicht für seine fünfzig Frauen und Nebenfrauen. Die Spaßmacher des Hofes versuchten bis zur Erschöpfung, ihren Kaiser zu erheitern. Die kaiserlichen Ärzte wendeten alle Mittel der traditionellen Medizin an. Alles vergebens.

Da ertönte die Kunde von einem weisen und berühmten Arzt im fernen Sichuan. Er wurde zum Kaiser gerufen. Dieser lag auf seinem Prunkbett im hintersten Gemach. Der einst machtvolle Glanz in des Kaisers Augen war erloschen. Der Arzt untersuchte den Kaiser mit allem gebührenden Respekt und versprach, am nächsten Tag pünktlich um vier Uhr wiederzukommen. Dem Sohn des Kaisers vertraute er an, dass die Behandlung sehr schwierig und gefährlich sei. Er bat den Sohn um ein gesatteltes Pferd und Reiseproviant. Dies solle für ihn am nächsten Tag bereitstehen.

Am nächsten Tag wartete der Kaiser um vier Uhr vergeblich auf den Arzt. Es wurde fünf Minuten nach vier. Kein Arzt in Sicht. Halb fünf. Nichts. Erst um viertel nach fünf sprang schließlich die Tür auf. Der Arzt stürmte herein. Aber statt sich wie zur Begrüßung üblich auf die Knie zu werfen und mit der Stirn den Boden zu berühren, grüßte er den Kaiser mit einer lässigen Handbewegung. Er murmelte etwas Unverständliches. Näherte sich dem Bett auf ungalante Weise. Brachte kostbare Decken und Tücher durcheinander. Der Arzt konnte beobachten, wie dem Kaiser die Zornesadern im Gesicht anschwollen. In einem ungeheuren Wutanfall sprang der Kaiser vom Bett auf und rief nach der Wache.

Der Arzt lief davon, aus dem Palast hinaus, schwang sich auf das bereitgestellte Pferd und galoppierte davon. Wutentbrannt befahl der Kaiser seiner Wache, den Arzt zu verfolgen. Der Sohn bat den Kaiser händeringend, den Arzt zu verschonen. Doch der Kaiser ließ nicht ab.

Der Arzt wurde gefangen und auf Befehl des Kaisers in einen großen Topf mit siedendem Öl gesteckt. Dort kochte der Arzt für drei Tage und drei Nächte. Als er dann noch immer nicht gestorben war, bat er den Sohn des Kaisers, den Topf mit einem Deckel zu verschließen. Erst dann erloschen endlich seine Lebensgeister.

Der Kaiser hingegen war durch seine Wut geheilt worden und leitete die Staatsgeschäfte mit gewohnter Macht. Der Arzt aber bezahlte die erfolgreiche Therapie mit dem Leben.

Dieses anschauliche Lehrbeispiel belegt eindrucksvoll, dass es nicht nur immer Medikamente sein müssen, die zur Genesung von Erkrankungen beitragen.

Der Blick auf alte Heiltraditionen vermag unser westliches Medizinsystem durchaus zu weiteren Behandlungsmethoden zu inspirieren. Außerdem bestätigen alte Medizinsysteme die Wichtigkeit der Gedanken für Gesundheit und Heilung.

Früher gab es auf allen Kontinenten Naturmedizinen. Sie entsprachen der jeweiligen Kultur und dem jeweiligen Klima. Sie wurden von eigens ausgebildeten Ärzten, Kräuterfrauen, Medizinmännern, Heilerinnen, Schamanen und Hebammen praktiziert. Meist wurde das Heilwissen von Generation zu Generation innerhalb einer Familie weitergegeben. Bis heute ist eine mündliche Überlieferung noch in weiten Teilen der Welt üblich.

Die ältesten Medizintexte, die heute noch in Gebrauch sind, sind über 2000 Jahre alt. Es handelt sich um die Texte der ayurvedischen Medizin und der Traditionellen Chinesischen Medizin. Diese beiden Traditionen sind ungebrochen. Sie werden bis heute unterrichtet.

Auch in Europa gibt es alte medizinische Texte. Die ältesten sind rund 2500 Jahre alt. Es handelt sich um Textsammlungen, die in Verbindung mit dem Namen des griechischen Arztes Hippokrates (460–370 v. Chr.) überliefert sind. Sie beinhalten anatomisches Wissen und bilden die Grundlage für die Vier-Säfte-Lehre, die erst vor rund 150 Jahren von der modernen Medizin abgelöst wurde. Bei der Vier-Säfte-Lehre gehörten Ernährung und Wasser- und Klima-Therapien, aber auch Abführen und Ausleiten sowie positives Denken zu den wichtigsten therapeutischen Maßnahmen. In der hippokratischen Medizin wurde auch der Arzt-Patient-Beziehung eine große Bedeutung beigemessen: Der Patient konnte nur bei vertrauensvoller Zusammenarbeit mit dem Arzt genesen. Der Arzt wurde als Helfer der Natur gesehen. Seine Aufgabe war es, die innere Natur des Menschen, also die Selbstheilungskräfte, zu stärken. Der sogenannte hippokratische Eid bildet bis heute die Basis für ethisches Handeln in der Medizin. Er beinhaltet die ärztliche Schweigepflicht und das Versprechen, die ärztliche Kunst stets zum Wohle der Patienten einzusetzen.

In Europa ist von den alten Heiltraditionen nur wenig überliefert. Das liegt daran, dass die mündliche Überlieferung dieser Traditionen in der frühen Neuzeit wohl vor allem wegen den mehr als ein Jahrhundert andauernden Hexenverfolgungen zum Erliegen kam. Die Anzeigen wegen Hexerei dürften in die Millionen gegangen sein, genaue schriftliche Aufzeichnungen gibt es nicht. Wahrscheinlich fanden rund fünfzig- bis sechzigtausend Menschen durch öffentliche Verbrennung den Tod. Drei Viertel aller Opfer waren Frauen, mehr als die Hälfte der Opfer waren im Heiligen Römischen Reich Deutscher Nation zu beklagen. Die Volksmedizin geriet nahezu vollkommen in Vergessenheit. Sie wich nach und nach den aufstrebenden Naturwissenschaften.

Seit der Industrialisierung im 19. Jahrhundert fand ausgehend von Europa eine zunehmende Entfremdung des Menschen von der Natur statt. Pflanzenmedizin musste chemischen Medikamenten weichen. Für die aufgeklärten Bürger des modernen Zeitalters gehörte es zum guten Ton, traditionelle Heilweisen zu belächeln und für wirkungslos zu halten.

Derzeit erleben wir allerdings eine medizinische Zeitenwende. Immer mehr Menschen wollen sich nicht mehr damit abfinden, nach der Diagnose eines chronischen Leidens für den Rest ihres Lebens Medikamente einnehmen zu müssen. Noch dazu, wenn diese Medikamente den Körper mit Nebenwirkungen belasten.

Daher beschäftigt sich die Wissenschaft neuerdings mit der Wirkung traditioneller Heilpflanzenrezepturen. Wie synthetisch hergestellte Medikamente beinhalten auch

Pflanzen messbare Wirkstoffe. Insbesondere Kräuterrezepturen der Traditionellen Chinesischen Medizin rücken in den Mittelpunkt des Interesses. Kein anderes altes Heilsystem verfügt über solch präzise Aufzeichnungen und Dosierungsangaben bezüglich ihrer Heilrezepturen.

Es gibt inzwischen Tausende Studien, die die Wirksamkeit von TCM-Kräutern belegen. In weitaus bescheidenerem Umfang gilt das auch für die ayurvedische und die Traditionell Tibetische Medizin sowie für heimische Kräuter.

Um einige aktuelle Studien aus renommierten internationalen Journalen zu zitieren: 2018 publizierte ein chinesisches Ärzteteam im internationalen Fachmagazin »Respiratory Medicine« eine Studie von rund 300 Asthmapatienten. Sie litten an mildem bis mäßigem akutem Asthma. In einem Doppelblindversuch wurde je die Hälfte der Patienten mit einer chinesischen Kräutermedizin, die andere Hälfte mit einem Placebo behandelt. Lungenfunktionsprüfungen und Blutprobenentnahme erfolgten vier und sieben Tage nach Beginn der Einnahme. Bei beiden Untersuchungen bewirkte die Kräutereinnahme eine statistisch signifikante Verbesserung der Lungenfunktion sowie eine Abnahme der Entzündungswerte im Blut, was bei der Placebogruppe ausblieb.

Eine weitere chinesische Studie untersuchte 450 übergewichtige Patienten mit erhöhten Blutfettwerten und Altersdiabetes (Diabetes mellitus Typ 2). Sie konnte zeigen, dass eine klassische TCM-Kräuterrezeptur ebenso gut hilft wie Metformin. Metformin wird im Westen derzeit am häufigsten eingesetzt, um den Blutzuckerspiegel bei Diabetes im Anfangsstadium zu senken. Die Patienten wurden entweder mit TCM-Kräutern oder Metformin zwölf Wochen lang behandelt. Nach Ablauf dieser Zeitspanne waren in beiden Patientengruppen Blutzucker und Blutfette gesunken. Auch das Körpergewicht hatte in beiden Patientengruppen abgenommen.

2017 wurde die Behandlung von Rheumapatienten mit chinesischen Kräutern und Methotrexat verglichen. Methotrexat ist ein Chemotherapeutikum, das bei schwerem Rheuma die gelenkzerstörende Entzündung unterdrückt. An über 500 Patienten konnte gezeigt werden, dass beide Therapieformen wirkungsvoll sind. Chinesische Kräuter konnten den Entzündungswert CRP (C-reaktives Protein) sogar effektiver senken als Methotrexat. Außerdem verursachten sie keine unerwünschten Nebenwirkungen. Am besten wirkten aber beide Therapien in Kombination: Bei den Patienten, die sowohl Methotrexat als auch TCM-Kräuter einnahmen, ging die entzündliche Gelenkschwellung rascher zurück, als wenn sie nur eine der beiden Therapien erhielten. Auch der Rheumafaktor sank schneller, wenn die Patienten beide Präparate gleichzeitig einnahmen. Der Rheumafaktor entspricht den Autoantikörpern, die von den weißen Blutkörperchen gebildet werden und sich bei Rheuma irrtümlich gegen die eigenen Gelenke richten.

Diese drei Studien zeigen, dass Heilkräuter keine Placebos sind. Es gibt keinen Grund mehr, Kräutermedizin zu belächeln oder gar als wirkungslos abzutun. Vorausgesetzt, entsprechend gut ausgebildete Spezialisten verordnen die Kräuter. Wie schulmedizinische Präparate sind Kräuter wirkungslos oder führen zu Nebenwirkungen, wenn die Diagnose falsch ist oder die Verordnung nicht zur Diagnose passt.

In traditionellen Heilsystemen spielen Psyche und Geisteshaltung für die Gesundheit eine zentrale Rolle. So wird in der TCM bei der Therapie zwischen psychischen und körperlichen Erkrankungen nicht grundlegend unterschieden. Es sind lediglich unterschiedliche Symptome, denen mitunter dasselbe Ungleichgewicht an Körperenergien zugrunde liegt.

So können beispielsweise Patienten mit der TCM-Diagnose »Schleim verstopft die Herzkanäle« in der Folge sowohl an einem Herzinfarkt als auch an Depressionen erkranken. Sie erhalten dann die gleiche Kräutertherapie, obwohl sie vollkommen unterschiedliche Symptome zeigen. Die gleichen Kräuter können helfen, das Herz zu stärken oder auch in eine gute Stimmungslage zurückzufinden.

Die Diagnose von Erkrankungen war für Ärzte im alten China ein heiliger Akt. Nur bei der Pulsdiagnostik berührte der Arzt seinen Patienten. Die Pulsdiagnostik entwickelte sich neben der Gesichts- und Zungendiagnostik, weil die Ärzte den chinesischen Kaiser nicht unbekleidet sehen durften. Das Pulsfühlen erforderte dementsprechend große Achtsamkeit und tiefen Respekt. Allerdings ist das nicht nur ein Relikt höfischer Tradition. Die TCM geht davon aus, dass sich der Geisteszustand des gesunden Arztes bei der Berührung des Patienten auf dessen Bewusstsein überträgt.

Die Erkenntnisse der Quantenphysik lassen diese Auffassung durchaus plausibel erscheinen.

Die Ärzte traditioneller Medizinsysteme wissen, dass Heilanwendungen stets auf den Körper und die Psyche wirken. Besonders anschaulich ist das in der TCM überliefert. Sie kennt fünf Elemente: Erde, Metall, Wasser, Holz und Feuer. Allen Elementen sind nicht nur verschiedene Organe, sondern auch Emotionen und Geisteszustände zugeordnet.

Im Zusammenhang mit der Heilkraft der Gedanken sind Erd- und Feuerelement von großer Bedeutung. Das Denken, die sinnliche Wahrnehmung und das Gedächtnis sind in der TCM dem Erdelement und somit dem Funktionskreislauf der Milz und des Magens zugeordnet. Der Sitz des Bewusstseins ist laut TCM das Herz und dem Feuerelement zugeordnet. Alles, was Erd- und Feuerelement stärkt, fördert laut TCM die Geisteskraft und das Bewusstsein.

Wie zum Beispiel das »Gewahrsein«. Es entsteht, wenn Menschen in sich ruhen und die Geschehnisse um sich herum achtsam wahrnehmen. Damit wird das ständige In-Gedanken-woanders-Sein abgeschaltet. Das Leben bekommt einen Fokus im Hier und Jetzt. Wird das Gewahrsein trainiert, fördert es Einfühlungsvermögen, Fürsorge und Mitgefühl, aber auch eine gute Verdauung und ein gesundes Herz. Wer liebevoll an andere denkt, findet stets lohnenswerte erfüllende Aufgaben. Durch diese Geisteshaltung lassen auch Selbstzweifel und ein Mangel an Selbstverantwortung nach. Durch das Gewahrsein reift das menschliche Individuum und kann seiner Verantwortung für sich selbst und seine Umwelt gerecht werden.

Der Schwerpunkt vieler traditioneller Medizinsysteme liegt außerdem in der Vorbeugung von Krankheiten. Folgender Text aus dem 2000 Jahre alten TCM-Werk »Huang di Nei Jing« ist bis heute aktuell:

Der gelbe Kaiser Huangdi stellt dem Gelehrten Qi Bo folgende Frage: »Stimmt es, dass die Menschen früher hundert Jahre alt wurden, ohne die normalerweise auftretenden Zeichen des Alters aufzuweisen?« Qi Bo antwortete dem Kaiser: »In der Vergangenheit praktizierten die Menschen das Dao, den Weg des Lebens. Sie verstanden das Prinzip des Gleichgewichts von Yin und Yang. Sie entwickelten Praktiken wie die des Daoyin, einer Kombination von Dehnungsübungen, Massage und Atemtechnik, um den Fluss der Energie zu stützen. Sie übten sich in Meditation, um in Einklang mit dem Universum zu kommen. Sie aßen regelmäßig. Sie vermieden jede geistige und körperliche Überanstrengung. Sie standen zu bestimmten Zeiten auf und gingen zu bestimmten Zeiten zu Bett. Sie waren in jeder Hinsicht maßvoll. Heutzutage hat sich der Lebensstil der Menschen verändert. Sie erschöpfen ihr Jing, die in der Niere gespeicherte Essenz des Körpers, und vergeuden ihre Lebensenergie. Sie sind nicht imstande, ihren Lebensstil und ihre Ernährung zu regulieren.«

Wenn wir diese Mahnung beherzigen wollen, ist eine klare gedankliche Ausrichtung wichtig. Jedem steht es frei, einen Lebensstil zu wählen, der gesundheitsfördernd ist. Oft sind es die kleinen Dinge, die den großen Unterschied machen. Sich zu entschließen, öfter zu Fuß zu gehen oder das

Handy abzuschalten. Obst statt Kuchen zu essen, oder sich mit der Familie zu unterhalten, statt fernzusehen. Ein maßvolles Leben zu führen, in dem Extreme vermieden werden, ist im Grunde einfach. Kontemplativen Praktiken nachzugehen, ist nur eine Frage der Gewohnheit. Bewusste Gedanken unterstützen dabei, einen gesundheitsfördernden Lebensstil zu finden. Indem wir bewusst daran arbeiten und unsere selbstgesteckten Ziele konsequent im Auge behalten, können wir Veränderungen des eigenen Lebensstils in kleinen Schritten in unseren Alltag integrieren.

Der Wert alter Traditionen liegt in der ganzheitlichen Sichtweise, dem Wissen um die Interaktion von Körper, Geist und Seele. Sie schließen ein Umdenken in der Lebensführung, im Verhalten und in der Ernährung in eine Therapie mit ein und wissen um das Zusammenspiel zwischen Mensch und Natur.

Die Zukunft der Medizin liegt in der Verbindung von medizinischem Fortschritt und alten Traditionen. Das bisherige Denken, in dem sich Schul- und Alternativmedizin wie zwei feindliche Lager gegenüberstehen, ist nicht mehr zeitgemäß. Zu behaupten, nur Schul- oder nur Alternativmedizin hätten recht, ist heute angesichts der wissenschaftlichen Erkenntnisse völlig überholt. Jeder, der glaubt, die Weisheit für sich gepachtet zu haben, ist zu hinterfragen. Angesichts der rasanten Entwicklungen der modernen Wissenschaft kann niemand mit Sicherheit sagen, welches Fachwissen morgen noch Gültigkeit hat.

Schul- und Alternativmedizin können durchaus parallel angewandt werden. Es sollte möglich sein, sich mit Ärzten und Therapeuten über die unterschiedlichen Methoden auszutauschen, ohne dafür verurteilt zu werden. Es ist hilfreich, den Gedanken zuzulassen, dass wir diverse schulmedizinische und alternative Therapien parallel in Anspruch nehmen dürfen. Schul- und Alternativmedizin dürfen sich gegenseitig befruchten und Patienten dadurch effektiver zu Heilung verhelfen.

Was die ganzheitliche Sicht und das Wissen um die Wichtigkeit der Gedanken betrifft, waren traditionelle Heilmethoden der modernen wissenschaftsbasierten Medizin einen großen Schritt voraus. Von der Geisteshaltung und Weisheit traditioneller Medizinsysteme können wir einiges lernen. Die Wissenschaft holt nun auf. Es liegt an jedem Einzelnen, sich diese Erkenntnisse zunutze zu machen.

HEILUNG AUS DEM
EIGENEN BEWUSSTSEIN

»Achte auf Deine Gedanken, denn sie werden zu Worten.
Achte auf Deine Worte, denn sie werden zu Handlungen.
Achte auf Deine Handlungen, denn sie werden zu Gewohnheiten.
Achte auf Deine Gewohnheiten, denn sie werden Dein Charakter.
Achte auf Deinen Charakter, denn er wird Dein Schicksal.«
– Lao Tse

Die in den vorangegangenen Kapiteln dargestellten wissenschaftlichen Erkenntnisse zeigen, wie groß die Bedeutung
der Gedanken und der daraus resultierenden inneren Einstellung für unsere Gesundheit ist. Mit dem richtigen Denken können wir mindestens so viel für unsere Gesundheit
tun wie mit Fitness und Ernährung. Allerdings fehlt dafür
das allgemeine Bewusstsein. Den meisten Menschen ist der
Gedanke fremd, dass die Art ihres Denkens zu Gesundheit
und Heilung beitragen kann.

Immerhin gibt es einige Menschen, die aus Erfahrung
wissen, wie wichtig die richtige Einstellung zu sich selbst
und zu allen möglichen Herausforderungen des Lebens ist.

Von dieser Minderheit haben wiederum nur die wenigsten einen guten Überblick, wie sie Gedankenkraft konkret nutzen können.

Daher folgt in diesem letzten Kapitel eine Darstellung von Tipps und Tricks zur konkreten Anwendung der wichtigsten Aspekte des heilenden Denkens. Es handelt sich wohlgemerkt um wirkungsvolle Medizin, die wir selbst ergänzend zu jeder anderen Heilbehandlung einsetzen können, um unseren Heilungsprozess bestmöglich voranzutreiben.

Allgemein gesunde Lebenseinstellung: Beginnen wir mit den Grundlagen. Trägt Ihre Einstellung zu sich selbst und zu Ihrer Umwelt zu Ihrer Gesundheit bei? Fühlen Sie sich wohl in Ihrer Haut? Bereits vor über 2000 Jahren definierte der griechische Philosoph und Naturforscher Aristoteles (384–322 v. Chr.) Wohlbefinden als geistige Aktivität, die darauf ausgerichtet ist, Talente und Potentiale zu nutzen und das Beste aus sich zu machen. Er nannte dafür sechs wichtige Schlüssel, die ein erfolgreiches, glückliches Leben ausmachen:

Sinnhaftigkeit des Lebens
persönliche Autonomie
persönliches Wachstum
die Kontrollierbarkeit der Umwelt
positive Beziehungen zu anderen
Selbstakzeptanz

Die Liste drückt aus, worum es bei zielgerichteten heilenden Gedanken geht: Statt uns selbst als Spielball des Schicksals zu empfinden und Gefühle von Ohnmacht und Hilflosigkeit zu erleben, ist es möglich, mithilfe der eigenen Gedankenkraft zu mehr Sinn und Lebensfreude zu finden. Das ist das Fundament, auf dem unsere Gesundheit steht.

Zielgerichtetes Denken: Das ziel- und lösungsorientierte Denken ist die zentrale Technik auf dem Weg zu den sechs Schlüsseln des Aristoteles. Mithilfe zielgerichteten Denkens konzentrieren Sie sich darauf, was Sie in Ihrem Leben wollen. Dieses Denken führt zu zielgerichteten Gedanken, die als Effekt der anhaltenden Konzentration immer öfter von selbst auftauchen. Das Zusammenspiel von Neocortex und Thali macht es möglich. Automatisch sehen wir dadurch mehr Sinn in unserem Leben, fühlen uns autonomer und selbstbestimmter. Diese Art von Gedanken führt längerfristig auch zu mehr positiven Gefühlen und zu Motivation anstelle von Resignation.

Mein Rat: Vermeiden Sie, Ihre Gedanken an das zu verschwenden, was Sie verhindern oder vermeiden wollen. Denn wenn Sie Ihre Probleme negativ formulieren, werden Sie selbst ins Negative gezogen und müssen sich mit dem Negativen beschäftigen, anstatt etwas Positives zu schaffen. Durch die Konzentration auf das Negative in Ihrem Leben geben Sie allem, was Sie vermeiden wollen, noch mehr Raum. Das führt zu negativen Gefühlen, im Extremfall ängstigen Sie sich selbst. Das ist eine Art der Selbstsabotage.

Allerdings sollten Sie einen gravierenden Fehler vermeiden: Wenn Sie das Negative in Ihrem Leben verdrängen, kommt es an anderer Stelle wieder zum Vorschein. Positives Denken ist kontraproduktiv. Bezüglich aller negativen Dinge in Ihrem Leben rate ich Ihnen: Denken Sie lösungsorientiert. Auch durch die Konzentration auf gute Lösungen können Sie die Beschäftigung mit dem Negativen vermeiden.

Zielgerichtetes Denken funktioniert, indem wir uns in Gedanken konkrete Ziele stecken. Das tun wir mittels Zielbildern. Das Wort »Zielbild« ist wörtlich zu nehmen: Ziel und Bild. Sie haben ein Bild im Kopf und dazu ein Gefühl: Wie sieht Ihr Ziel konkret aus? Wie fühlt es sich an, wenn Sie das Ziel erreicht haben? Sie verbinden bestimmte Gedanken mit bestimmten Gefühlen. Sie versetzen sich in Gedanken ans Ziel. Wohlgemerkt nicht auf den Weg dorthin. Vielmehr tun Sie so, als wären alle Probleme auf dem Weg bereits überwunden. In Gedanken sind Sie am Ziel. Sie haben erreicht, was Sie wollten.

Das Ziel ist die Möglichkeit, die sich unter vielen Möglichkeiten realisieren soll. Legen Sie Ihr Bewusstsein auf diese Möglichkeit fest. Zwar ist die quantenmedizinische Forschung noch lange nicht so weit, diesen Effekt auf Quantenebene wissenschaftlich bestätigen zu können. Aber die Erfahrung lehrt: Sehr oft fügen sich die Dinge genau so, wie das Bewusstsein sie als Möglichkeit festgelegt hat. Zuweilen erscheint es wie ein Wunder. Dabei ist es wahrscheinlich nur angewandte Quantenphysik.

Passende Zielbilder entstehen durch kreative Gedanken in uns selbst oder durch Inspiration. Alles kann zur Inspiration werden. Leuchtende Vorbilder, aber auch abschreckende Beispiele. Mitunter legen Menschen ein Verhalten an den Tag, das uns missfällt. Es kann uns anregen, nach anderen Wegen zu suchen und daraus ein positives Zielbild zu formulieren.

Wenn die Inspiration auf sich warten lässt, wenn Sie sich in der Alltagsroutine gefangen fühlen, können Sie nachhelfen, indem Sie Dinge tun, die Sie sonst nicht tun. Wirbeln Sie Ihr Unbewusstes ein wenig auf. Brechen Sie aus dem ewigen Trott aus. Beschreiten Sie ganz bewusst neue Wege. Oder greifen Sie auf Dinge zurück, die Sie früher einmal beflügelt haben. Vielleicht finden Sie Inspiration in der Natur, bei geschätzten Familienmitgliedern oder Freunden, bei bestimmten Tätigkeiten, bei ungewohnter Musik, durch Literatur, in Konzerten, Theater oder Kino, in Ausstellungen oder Museen. Großartige Quellen der Inspiration sind Reisen. Hauptsache, Sie kommen auf neue Gedanken.

Mit dem Zielbild erzeugen Sie innere Spannung. Wenn Sie ein konkretes Zielbild kreiert haben, befinden Sie sich in einem Spannungsfeld zwischen dem, was Sie sich vorgestellt haben, und der Realität. Diese Spannung ist wie ein Motor. Denn die Spannung strebt nach Entspannung. Probieren Sie es aus. Denken Sie an etwas, das Sie heute noch erledigen möchten. Wie Abendbrot bereiten, etwas im Internet nachsehen oder die Wohnung aufräumen. Stellen Sie es sich ganz plastisch vor, als wäre es schon erledigt. Geben Sie eine Portion echtes Gefühl dazu. Freuen Sie sich, wie gut Sie es geschafft haben.

Wenn Sie dann tatsächlich an die Sache herangehen, beobachten Sie, ob es Ihnen leichter fällt und Sie sich vielleicht weniger dazu überwinden müssen. Innere Bilder, die Sie bewusst in der Gegenwart erleben, erzeugen in Ihrem realen Leben eine Veränderung in Richtung Ihres vorgestellten Zielbildes. Sie lösen damit einfache neurobiologische Prozesse aus, die oft überraschend effektiv sind und vieles leichter machen.

Wenn Ihr Zielbild sich stark von Ihrer Realität unterscheidet, wird die innere Spannung groß sein. Möglicherweise ist Ihnen die Spannung sogar unangenehm und Sie empfinden Druck oder Ängste. Wählen Sie daher zunächst kleine Zielbilder zum Üben. Sie versprechen schnelleren Erfolg, der Sie motiviert, weiterzumachen. Die dabei entstehende innere Spannung wird dann als anregend empfunden. Diese Form der selbst erzeugten inneren Spannung können Sie jederzeit wieder lösen, indem Sie sich bewusst entscheiden, mit der Realität, mit Ihrem Leben, so wie es gerade ist, zufrieden zu sein.

Wägen Sie daher sorgfältig ab, für welche Zielbilder Sie sich entscheiden und einsetzen. Schieben Sie diese Art der Entscheidung aber nicht unnötig lange vor sich her. Erklären Sie wichtige Anliegen zur Chefsache, den Rest lassen Sie bleiben. Denn Ihr Gehirn ist sonst mit unnötigen Gedanken an Projekte vollgestopft, die Sie nie umsetzen werden. Das ist Energieverschwendung und behindert Sie beim Erreichen von Zielen, die Ihnen wirklich ein Herzensanliegen sind.

Beschäftigen Sie sich nicht unnötig mit dem Weg zum Ziel. Wenn Sie sich auf das Ziel, aber nicht auf den Weg dahin konzentrieren, lassen Sie viele Möglichkeiten offen, wie sich Ihr Zielbild verwirklichen kann.

Beispiel: Sie möchten gerne Ihre Herpesvirusinfektion loswerden. Bisher sind Sie in einem solchen Fall immer zum Arzt gegangen, was Sie natürlich auch diesmal wieder tun können. Aber zusätzlich kreieren Sie mit Ihrer Vorstellung nun ein Zielbild, in dem Sie erleben, wie Ihre Infektion bereits abgeklungen ist. Wie Sie sich dabei fühlen und wie Sie voller Freude Ihrer Freundin davon erzählen.

Während Sie mit dem Zielbild arbeiten, das heißt Ihre Gehirnareale entsprechend instruieren, sollten Sie vermeiden, sich vorzustellen, dass Sie zum Arzt gehen. Lassen Sie es offen, wie es zur Heilung kommt. Vielleicht weiß Ihre Arbeitskollegin Rat oder Sie hören zufällig einen Beitrag in Radio oder Fernsehen. Sie lesen von einer Selbsthilfegruppe in einer Zeitung. Allein, dass Sie sich in Gedanken ausgemalt haben, wieder gesund zu sein, setzt in Ihrem Gehirn biochemische Prozesse in Gang, die Ihre Wahrnehmung in Bezug auf Ihr Problem verändern. Sie sind neuen Möglichkeiten gegenüber einfach aufgeschlossener.

Damit die Zielbilder Realität werden, gilt es, die vier Ps zu beachten: Zielbilder sollen präzise, positiv und im Präsens, also in der Gegenwart, formuliert und mit positiven Emotionen verbunden sein.

Präzise: Nur wenn uns wirklich klar ist, was wir wollen, können wir präzise Zielbilder formulieren. Die Präzision brauchen wir, um auch den älteren Gehirnregionen eindrücklich vermitteln zu können, was wir wollen. Haben wir nur nebulöse Vorstellungen, werden wir uns mehr fremd- denn selbstbestimmt fühlen. Beim zielgerichteten Denken wird das innere Gedankengeschwätz durch konkrete Vorstellungen ersetzt. Orientieren Sie sich daran, was Ihnen wirklich wichtig ist. Dabei spielt nicht die Quantität, sondern die Qualität Ihrer Gedanken eine wichtige Rolle. Es ist wie bei der Kindererziehung. Ein einziges klares Wort verspricht mehr Erfolg als viele halbherzige Ansagen.

Je konkreter Sie die Gedanken in Form von Zielbildern formulieren, desto genauer setzt sie unser Gehirn in Handlungen um. Kleine Ziele können Sie unmittelbar erreichen. Große Ziele erfordern mitunter jahrelange Konsequenz. Die präzise Formulierung des Zielbilds verhindert, dass sich der Prozess in einer unbestimmten Zukunft verläuft. Machen Sie stattdessen von der Möglichkeit der Evaluierung Gebrauch. Finden Sie zu gegebener Zeit einen vorläufigen Abschluss und ziehen Sie ein Resümee. Damit kommen Sie an einem von Ihnen bestimmten Zeitpunkt zu Ergebnissen.

Diese Ergebnisse können Ihrem gewünschten Zielbild entsprechen oder davon abweichen. Sie können Ihnen gefallen oder auch nicht. Entspricht das Ergebnis nicht Ihren Vorstellungen, gilt es, trotzdem beharrlich zu bleiben, wenn Ihnen das Zielbild wirklich wichtig ist. Denn in jedem Ergebnis, sei es noch so schlecht, steckt die Chance, sich zu verbessern. Würden Sie das schlechte Ergebnis ablehnen, lehnen Sie indirekt auch sich selbst ab. Diese Form der Selbstsabotage ist unklug. Denn wer weiß, wozu das Ergebnis führt. Die größten Erfindungen der Menschheit beruhen auf Versuch und Irrtum. Oftmals wurden großartige Dinge erst durch Fehler entdeckt. Denken Sie an Thomas Edison. Er unternahm unendlich viele Versuche, bis ihm schließlich die Weiterentwicklung der Glühbirne gelang. Er sagte darüber:»Ich habe nicht versagt. Ich habe nur 10.000 Wege gefunden, die nicht funktionieren.« Nehmen Sie auch schlechte Erfahrungen niemals zum Anlass, sich schlecht zu machen. Erkennen Sie sich auch für gescheiterte Versuche an und sprechen Sie sich Mut zu. Dadurch gewinnt Ihr Leben womöglich ordentlich an Fahrt.

Präsens: Zielgerichtetes Denken konzentriert sich weder auf die Vergangenheit, noch auf die Zukunft. Es beschäftigt sich mit den Wünschen, die wir konkret in der Gegenwart haben. Indem wir uns das, was wir möchten, konkret in der Gegenwart vorstellen, steuern wir die bessere Zukunft in der Gegenwart an und befreien uns von unnötigen Sorgen, Ärger und Ängsten. Haben wir eine schwierige Situation mit unserer Vorstellungskraft im Kopf bereits einmal oder öfter erfolgreich bewältigt, gelingt dies auch in der Realität leichter.

Ein Beispiel: Ich möchte mehr für meine Fitness tun und nehme mir vor, dreimal die Woche für dreißig Minuten joggen zu gehen. Ziel, in der Gegenwart formuliert: Ich jogge und bin fit. Für die Evaluierung: Ich merke das Erreichen des Ziels daran, dass ich eine halbe Stunde am Stück joggen kann, ohne aus der Puste zu kommen. Das Bild: Ich jogge vergnügt im Park bei herrlichem Sonnenschein. Ich genieße die frische Luft, spüre meinen Atem und höre das Vogelgezwitscher.

Ich empfehle, bis zu drei verschiedene Bilder zu kreieren.

Positive Emotionen: Verbinden wir die Vorstellung mit intensiven Gefühlen wie Zuversicht, Vertrauen oder gar Begeisterung. Um obiges Beispiel fortzusetzen: Denken Sie daran, wie Sie sich Ihre Laufschuhe anziehen und voller Vorfreude auf das Jogging sind. Oder wie Sie sich zu Hause abduschen und Ihr angenehmes Körpergefühl genießen. Daraufhin speichert das Gehirn die Szene als wichtige Erfahrung im Gedächtnis ab. Denn es unterscheidet nicht zwischen Realität und Vorstellung. Für unser Gehirn hat Bedeutung, was besonders gefühlsintensiv erlebt wird. Unser Gedächtnis glaubt dann, diese Situation schon einmal erfolgreich erlebt zu haben. Dadurch entstehen neue Synapsen zwischen den Nervenzellen. Der Umgang mit einer ähnlichen Situation fällt uns dann im Alltag leichter.

Positiv formulieren: Vermeiden Sie es, in Negationen zu denken. Das ist deswegen wichtig, weil das Gehirn zum Verstehen von Verneinungen eine Extraleistung erbringen muss. Wenn Wörter wie »nicht« oder »kein« verwendet werden, muss das Gehirn erst an das Verneinte denken, um es dann aus dem jeweiligen Kontext gleichsam zu löschen. Das Gehirn muss etwas denken und es wieder wegdenken. Diese umständliche Abstraktion verbraucht Energie und macht müde.

Zur Veranschaulichung: Denken Sie jetzt bitte nicht an den rosa Elefanten! Was ist passiert? In Ihren Gedanken ist gerade unweigerlich der rosa Elefant aufgeblitzt. So ist es auch mit allen anderen Gedanken. Ich möchte nicht krank werden, nicht versagen, nicht ausgenutzt werden und so weiter und so fort. Was hören Ihre verschiedenen Protagonisten im Gehirn? Krank werden! Versagen! Ausgenutzt werden! Denken Sie stattdessen besser: Ich erfreue mich meiner Gesundheit. Ich bin erfolgreich. Ich lebe in Fülle.

Vermeiden Sie auch implizite Formulierungen. Wenn Sie sich zum Beispiel »Ich will von Panikattacken genesen« vorstellen, denken Sie unweigerlich an Panikattacken.

Denken Sie stattdessen an Ihre gesunden Phasen. Denn selbst wenn Sie gerade an einer Erkrankung laborieren: Dabei gibt es immer auch die vielen Kleinigkeiten und auch größere Dinge in Ihrem Leben, die alle reibungslos funktionieren. Beenden Sie die Klagen über alles, was Sie nicht in Ihrem Leben haben möchten. Seien Sie dankbar und demütig dafür, was Sie haben. Und formulieren Sie zugleich klar und präzise, was Sie möchten.

Umgeben Sie sich mit Menschen, die Ihre Zielbilder unterstützen. Tauschen Sie sich mit Ihren Freunden darüber aus. Suchen Sie sich Gleichgesinnte. Menschen, die mit Ihnen auf einer Wellenlänge sind.

Beachten Sie, dass das Bilden neuer Synapsen zumindest sechs Monate dauert. Es gibt auch Gedanken, die so ungewohnt und neu sind, dass sie womöglich bereits gebildeten Synapsen zuwiderlaufen. Bei solchen Gedanken kann es mitunter auch mehrere Jahre dauern, bis sie beginnen, sich im Unterbewusstsein zu verfestigen. Das kann zum Beispiel der Fall sein, wenn manche Menschen bemerken, dass sie sich selbst gar nicht mögen. Wahrscheinlich haben sie sich in den Jahren davor oft selbst verurteilt. Diese eingeübte Selbstkritik muss im Gedächtnis erst überschrieben werden. Zwischenzeitlich müssen Sie Ihre unterschiedlichen Gehirnareale bei Laune beziehungsweise bei der Stange halten: Tante Limbisch mit Glückshormonen und den Leibwächter mit Ruhe und Souveränität. Prinzipiell sollten Sie an die Sache entspannt herangehen. Vertrauen Sie dem Leben, dass es die richtigen Erfahrungen für Sie bereithält.

Wenn es zwischenzeitlich zu Ereignissen kommt, die so gar nicht Ihren Vorstellungen entsprechen, sind Demut und Akzeptanz gefragt. Seien Sie ehrlich zu sich selbst. Woran scheitert es? Gestehen Sie sich selbst die Wahrheit ein, auch wenn es schmerzt. Sonst kommen Sie keinen Schritt weiter.

Hier schließt sich der Kreislauf: Inspiration führt zu zielgerichtetem Denken, aus dem immer mehr zielgerichtete Gedanken erwachsen. Diese führen zu Handlungen und Ergebnissen. Aus den Ergebnissen ergeben sich Möglichkeiten zur Korrektur. Sie bieten neue Inspiration, neues Denken, neue Gedanken, schaffen neue Erfahrungen und so weiter und so fort. Es ist ein Prozess. Denken Sie daran, sich zu loben und an dem Prozess zu erfreuen.

Wie ich das zielgerichtete Denken anwende: Es ist besonders effektiv, wenn ich vorher für innere Ruhe sorge. Gleich morgens erst etwas Sport oder Stretching, dann 15 Minuten gezielte Entspannung, um mich schon währenddessen oder danach für ein paar Minuten den eigenen Zielbildern zu widmen. Dann geht's ab in den Tag. Tagsüber ein paar Mal bewusste kurze Auszeiten, in denen ich mich innerlich auf das ausrichte, was mir wirklich wichtig ist. Abends ziehe ich dann mein Resümee. Ich erkenne mich für den Tag an und achte darauf, was ich besser machen kann.

Entspannung: Für die unmittelbare Heilkraft der Gedanken ebenso wie für die Neuausrichtung der Gedanken ist die innere Ruhe von großer Bedeutung. Wenn Sie in Stress sind, haben Ihre heilenden Gedanken weniger Kraft. Sie selbst sind dann mit Ihren Gedanken woanders, können sich nur schwer auf die Gegenwart konzentrieren, sind nur zum Teil bei der Sache.

Für Entspannung ist der Parasympathikus des vegetativen Nervensystems zuständig. Ihn gilt es für Ruhephasen zu aktivieren. Seine Aktivierung ist in manchen Situationen sogar angeboren: Beim Anblick von grüner Natur, bei Vogelgezwitscher, dem Plätschern von Wasser oder beim Duft von Heu.

Es gibt viele Wege zur Entspannung. Alle lassen sich lernen. Jeder Mensch hat hier seine eigenen Vorlieben, die es herauszufinden gilt.

Um innere Ruhe herzustellen, ist Meditation besonders effektiv. Es handelt sich hierbei um klar definierte, zum Teil seit Jahrtausenden bewährte Techniken, die unabhängig von der eigenen Weltanschauung oder Glaubensrichtung täglich praktiziert werden können.

Wie positiv sich Meditation auf die Hirnfunktion auswirkt, zeigte der amerikanische Psychologe, Psychiater und Hirnforscher Richard J. Davidson in einer 2004 publizierten Studie. Er untersuchte tibetische Mönche mit langjähriger buddhistischer Meditationspraxis. Ihre Gehirnströme zeigten im Elektroenzephalogramm (EEG) eine dreißigfach erhöhte Amplitude der Gammawellen im Vergleich zur nichtmeditierenden Kontrollgruppe. Gammawellen treten bei starker Konzentration, bei Lernprozessen oder dem Meditieren auf und sind Ausdruck einer Synchronisation von verschiedenen Hirnarealen. Menschen, die regelmäßig meditieren, können sich daher im Alltag besser konzentrieren, finden leichter Lösungen und sind gelassener.

Manchmal gibt es Phasen, da müssen wir ohne Auszeit durcharbeiten. Dennoch brauchen wir dringend Entspannung. In solchen Momenten können wir immerhin etwas tun: Wir können unserem Gehirn durch Körpersprache signalisieren: Alles ist in Ordnung, wir sind in Sicherheit, wir schaffen das. Folgende Maßnahmen können unmittelbar helfen, um den Parasympathikus zu aktivieren und der unmittelbaren Stresshormonausschüttung entgegenzuwirken:

Schließen Sie für ein paar Momente die Augen.

Atmen Sie mehrmals hintereinander tief, langsam und lange aus. Dabei gerne auch etwas Seufzen oder Stöhnen.

Einen Schluck kühles Wasser trinken oder sich Hände und Gesicht mit kaltem Wasser waschen kann Wunder wirken.

Konzentrieren Sie sich darauf, alles für ein paar Momente übertrieben langsam zu tun. Betrachten Sie in Ruhe ein Bild oder schauen Sie zum Fenster hinaus, als hätten Sie gerade nichts zu tun. Lenken Sie Ihre Aufmerksamkeit im Sinne einer paradoxen Intervention kurzfristig auf etwas ganz anderes, das eine beruhigende Wirkung auf Sie hat.

Reden Sie sich selbst liebevoll und beruhigend zu. Machen Sie dabei beim Sprechen zwischen den Sätzen kleine Pausen.

Lachen Sie über die Situation. Selbst wenn Ihnen gerade nicht nach Lachen zumute ist: Ziehen Sie die Mundwinkel nach oben und tun Sie so, als ob Ihnen zum Lachen ist. Beim Lachen spannen sich rund 300 Muskeln an, um sich anschließend wieder tief zu entspannen. Die Lungen dehnen sich aus, wir nehmen mehr Sauerstoff auf. Das Gehirn veranlasst die Ausschüttung von Glückshormonen. Anspannung, Wut und Trauer fallen ab. Auch Schmerz wird gedämpft und es kommt zur vermehrten Bildung von Immunzellen. Lachen ist wirklich gesund! Auch hier gilt, was für heilsame Gedanken gilt: Das Gehirn kann zwischen echtem und vorgetäuschtem Lachen nicht unterscheiden. Wir fühlen uns anschließend in jedem Fall besser. Inzwischen gibt es sogar Lachyoga-Kurse und Humortraining.

In ruhigen Momenten können Sie dem Stress vorbeugen, indem Sie sich fragen: Was genau löst bei mir Stress aus? Wenn die Situation wieder auftritt: Wie will ich das nächste Mal reagieren? Machen Sie sich gedanklich einen Plan, vielleicht sogar einen kleinen Spickzettel für die Hosen- oder Handtasche. Darauf notieren Sie sich hilfreiche Slogans wie »Ruhe bewahren« oder »Lachen ist das halbe Leben«, was auch immer Sie anspricht. Indem Sie gemäß diesen Slogans handeln, werden daraus gute Gewohnheiten. So können Sie zu einer stressresistenten Persönlichkeit werden.

Heilendes Denken funktioniert in Ruhe besser. Besonders gut funktioniert es, wenn wir in innerem Frieden sind. Dazu ist ein natürlicher Umgang mit Gefühlen hilfreich. Wir interpretieren unsere Gefühle durch unsere Gedanken. Erst durch unsere innere Einstellung wird Angst zu etwas Bedrohlichem, wird Wut zu etwas Zerstörerischem oder Schmerz zu etwas Unerträglichem. Unsere Verarbeitung der hochkommenden Emotionen beruht auf alten Erfahrungen, die aus unserer Kindheit stammen. Damals waren wir klein und schwach. Damals waren unsere Emotionen übermächtig. Unseren Neocortex zu gebrauchen, mussten wir erst lernen. Als Erwachsene haben wir andere Voraussetzungen und können neu entscheiden, wie wir mit unseren Gefühlen umgehen möchten.

Die meisten Menschen empfinden Glück, Zufriedenheit, Stolz oder Vergnügen als positiv und erstrebenswert. Unangenehme Gefühle wie Ärger, Groll, Neid, Wut, Angst oder Schmerz wollen hingegen viele Menschen vermeiden. Leider hat diese Vermeidungsbemühung eine unerwünschte Nebenwirkung: Je resoluter wir unangenehme Gefühle verdrängen, desto weniger angenehme Gefühle können wir empfinden.

Ob angenehm oder unangenehm: Gefühle kommen und vergehen. Vergleichbar mit dem Wetter, das sich auch stetig verändert. Sie sind nicht konstant. Was das Wetter betrifft, wissen wir aus Erfahrung, dass kein Sturm, kein Gewitter, kein Regen ewig anhält. So ist es auch mit Gefühlen. Sie bleiben nicht ewig bestehen. Lassen wir zu, dass sie kommen und wieder gehen. Indem wir sie ziehen lassen, können wir gut mit ihnen umgehen. Wichtig ist nur, dass wir uns von den Gefühlen nicht zu unüberlegten Handlungen hinreißen lassen. Damit verlieren insbesondere die negativen Gefühle ihre Bedrohlichkeit. Wir wissen: Das geht vorbei und morgen lachen wir darüber.

Die gute Nachricht: Die Fähigkeit, Freude und Glück zu empfinden, lässt sich trainieren und stellt ein lohnenswertes Zielbild dar. Unsere Fähigkeit, Freude zu empfinden, wächst mit unserer Fähigkeit, Freude auszudrücken. Es braucht nicht übertrieben zu sein, aber einen Moment innehalten, einem schönen Gefühl bewusst nachspüren und sich aufrichtig bedanken, falls ein anderer Mensch dazu beigetragen hat: Darin steckt eine wichtige Botschaft an unser Gehirn. Je mehr wir uns freuen, desto mehr Glückshormone werden ausgeschüttet und desto mehr Glückshormonrezeptoren werden mit der Zeit gebildet. Damit nimmt die Fähigkeit, Freude intensiv zu empfinden, wieder zu.

Wut, Neid und sonstige negative Gefühle sind wichtige innere Wegweiser. Sie deuten darauf hin, dass wir in unserem Leben etwas verändern sollten, dass wir mit bestehenden Verhältnissen unzufrieden sind. Sie können uns anregen, darüber nachzudenken: Worauf wollen wir wirklich hinaus? Was ist uns wirklich wichtig? Das wird uns in weiterer Folge zu dementsprechenden Zielbildern und Handlungen veranlassen.

Es gibt noch eine tiefere Empfindungsebene als Gefühle. Es handelt sich um unseren Seinszustand, der im Hintergrund von uns allen immer da ist. Viele erwachsene Menschen können diesen Seinszustand nur selten wahrnehmen, weil Gedanken und Gefühle ihn oft überlagern. Dieser Seinszustand entspricht innerer Stille, Harmonie, innerer Glückseligkeit, bedingungsloser Liebe, Mitgefühl und Ehrfurcht vor dem Leben. Er ist vergleichbar mit der Sonne. Die Sonne ist immer da, selbst wenn sie von Wolken verdeckt ist oder wir uns gerade auf der sonnenabgewandten Seite des Erdballs befinden. Dieser Seinszustand unterstützt nicht nur unser heilendes Denken, sondern Heilung generell, weil er einer tiefen Entspannung entspricht und uns eine Weisheit vermittelt, mit der jedes Problem an Wichtigkeit verliert.

Die wenigsten Menschen können diesen Seinszustand bewusst herbeiführen. Allerdings erleben viele Menschen kurze Momente dieses Seinszustandes zufällig. Ganz fremd ist der tiefe Frieden den wenigsten Menschen, denn er steckt ja in uns allen. Es gibt einen Grund dafür, warum nur

wenige Menschen diesem tiefen Frieden in sich nachspüren: Dieser Zustand fühlt sich zunächst langweilig an. Er
entspricht der Abwesenheit von Aktivität. Wir sind es aber
gewohnt, dass in unserem Kopf ständig etwas passiert. Insbesondere unsere Tante Limbisch empfindet den Mangel an
Kopfkino als öde. Dieses sanfte Strahlen ist zwar nicht unbedingt schlecht, aber etwas mehr Drama ist für Tante Limbisch erstrebenswerter. Daher ignorieren wir die Erfahrungen des tiefen Friedens zumeist unbewusst oder wir tun sie
halbbewusst als bedeutungslos ab, bevor der besondere Wert
dieses Seinszustandes in unser Bewusstsein dringt.

Vielleicht kann Ihnen diese Beobachtung dabei helfen,
beim nächsten Mal, wenn Sie einen Moment des tiefen Friedens erleben, nicht sofort Langeweile zu empfinden und auf
mehr Drama umzuschalten, sondern nachzuspüren und die
Stille in sich wirken zu lassen. Für die Erforschung dieses
Seinszustandes ist jede Form der Kontemplation, Innen-
schau und Selbstexploration hilfreich. Sollten Sie Gefallen
an diesem Zustand finden, sei Ihnen einmal mehr Meditation ans Herz gelegt.

Um die Wertigkeit des heilenden, zielgerichteten Denkens
auf den Punkt zu bringen: Die Wiederentdeckung der Hygiene im 19. Jahrhundert war einer der ganz bedeutenden
Meilensteine in der Entwicklung unseres Gesundheitssys-
tems. Heute würde niemand mehr die Bedeutung der Hygiene für unsere Gesundheit anzweifeln. Heute, im Zeitalter
der Quantenphysik, sollten wir uns wegen zahlreichen neu-

en wissenschaftlichen Erkenntnissen im Bereich der Medizin mit Gedankenhygiene beschäftigen. Auch wenn den meisten Menschen noch nicht auffällt, dass zwischen ihren Gedanken und den Ereignissen in ihrem Leben ein enger Zusammenhang besteht: Gedankenhygiene ist ein wichtiger Baustein der Gesundheitsvorsorge, trägt zur Heilung von Krankheiten bei und kostest nur ein wenig Zeit und Selbstdisziplin. Heilendes Denken kann jeder lernen und vor allem in Krisen effektiv eingesetzt werden.

Abschließend sei noch auf kollektive Gedanken hingewiesen, denn bisher war nur von individuellen Zielbildern die Rede. Viel mehr lässt sich bewegen, wenn Menschen ein gemeinsames Ziel vor Augen haben. Denken Sie an den Fall der Berliner Mauer. Unzählige Menschen hatten sich viele Jahrzehnte gewünscht und vorgestellt, dass die Mauer fällt. Das war wohl eines der konkretesten kollektiven Zielbilder der jüngeren Geschichte. Heutzutage sind die meisten von uns besorgt und erfüllt von Wünschen, dass das Klima stabil bleiben möge und dass wir als Menschheit in Frieden und Harmonie zusammenleben. Es bleiben oft allgemeine, abstrakte Wünsche. Viel öfter haben wir konkrete Bilder von hungernden Kindern, bewaffneten Auseinandersetzungen und schmelzenden Eisbergen im Kopf, wozu insbesondere die Massenmedien beitragen.

Die Herausforderung für ein kollektives heilendes Denken besteht also darin, konkrete Zielbilder von gut genährten Menschen in aller Welt, einem gesunden Weltklima und vom Wiederaufbau von zerstörten Regionen in unsere Köpfe zu bekommen. Je mehr wir uns gedanklich damit beschäftigen, umso größer wird die Wahrscheinlichkeit, dass daraus die eine oder andere Handlung entspringt. Assoziieren wir die inneren Bilder mit positiven Gefühlen, werden uns die damit verbundenen Handlungen auch Freude machen. Wir fühlen uns motiviert, vor allem wenn wir gemeinsam mit Gleichgesinnten daran arbeiten.

Das Gleiche gilt natürlich auch für unsere Gesundheit. Immer mehr Menschen interessieren sich inzwischen für bewusste Ernährung. Sie tragen dazu bei, dass Supermärkte inzwischen eine Fülle an biologisch produzierten Nahrungsmitteln anbieten.

Wenn immer mehr Menschen es gemeinsam fordern, wird die Medizin auch die Psyche, also den Umgang mit Gedanken und Gefühlen, bei allen körperlichen Leiden als essenziellen Faktor in die Heilbehandlung miteinbeziehen. Möge dieses Buch in diesem Sinne zu einem neuen Gesundheitsbewusstsein beitragen.

Zum Abschluss ein mahnendes Wort von Albert Einstein: »Die reinste Form des Wahnsinns ist, alles beim Alten zu belassen und gleichzeitig zu hoffen, dass sich etwas ändert.« In diesem Sinne wünsche ich Ihnen allen viele erhellende Gedanken und große Freude an der Verwirklichung Ihrer Ziele und Wünsche.

JOHANNES HUBER

DER HOLISTISCHE MENSCH

Wir sind mehr
als die Summe
unserer Organe

edition a

Johannes Huber
Der Holistische Mensch
Wir sind mehr als die Summe unserer Organe

Forschungen zeigen, dass Körper, Geist und Seele ein
komplexes System bilden, das mit anderen komplexen Systemen kommuniziert. Es entsteht ein neues, ein holistisches Menschenbild. Der renommier-
te Arzt Prof. DDr. Johannes Huber erklärt auf Basis
von Quantenphysik, Epigenetik und moderner Medizin einfach und leicht verständlich, warum wir mehr
sind, als wir denken, warum Heilung aus anderen
Quellen kommen kann, als wir bisher wussten, und
warum es weder Schicksal noch Zufall gibt.

336 Seiten, € 24,90
ISBN 978-3-99001-230-7

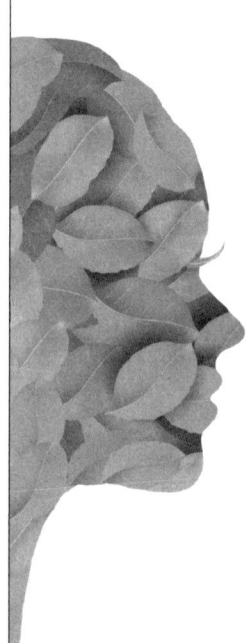

Dr. Slaven
Stekovic

DER
JUNG
ZELLEN
EFFEKT

*Wie wir die
Regenerationskraft
unseres Organismus
aktivieren*

edition a

Dr. Slaven Stekovic
Der Jungzelleneffekt
Wie wir die Regenerationskraft unseres Organismus
aktivieren

Beim Fasten reinigen sich unsere Körperzellen selbst,
was uns jung und gesund hält. Doch wer Fasten an-
strengend findet, kann den gleichen Effekt laut neuen
Forschungsergebnissen auch durch Essen bestimmter
Lebensmittel erzielen. Der Molekularbiologe Slaven
Stekovic verrät, warum das so ist und welche Lebensmittel das sind.

224 Seiten, € 19,95
ISBN 978-3-99001-264-2